Die Bedeutung von Vitalstoffen für unsere Gesundheit

Robert Schneider

Hinweis: Die Informationen in diesem Buch sind vom Autor sorgfältig erwogen und geprüft, dennoch kann eine Garantie nicht übernommen werden. Eine Haftung des Autors für Personen-, Sach-, und Vermögensschäden ist ausgeschlossen. Konsultieren Sie stets einen erfahrenen Arzt oder Heilpraktiker, wenn Sie eine Entgiftungstherapie oder eine andere der hier beschriebenen komplementärmedizinischen Therapien durchführen wollen.

Die Bedeutung von Vitalstoffen für unsere Gesundheit
Robert Schneider

1. Auflage: Januar 2012

Druck:
Moserbauer Druck & Verlags-GmbH & Co KG
A-4910 Ried im Innkreis
gedruckt auf: Desistar Naturpapier (aus 100% Altpapier)

ISBN 978-3-00-036755-7

True Nature Verlag

Inhaltsverzeichnis

Vorwort

Auf jeder Verpackung von Nahrungsergänzungsmitteln ist zu lesen, dass diese nicht als Ersatz für eine abwechslungsreiche Ernährung dienen sollen. So will es der Gesetzgeber.[1]

Und wie sieht es in der Wirklichkeit aus?

Die Regale in den Supermärkten, Drogerien und zunehmend auch Apotheken füllen sich Jahr für Jahr mit mehr Angeboten von Vitalstoffen - der Markt boomt!

Und es sind eher diejenigen von uns Kunden in diesem Markt, die sich gesundheitsbewusst ernähren. Wieso also glauben wir, dass unsere Ernährung allein nicht ausreicht? Oder ist es so, dass selbst eine ausgewogene und abwechslungsreiche Kost uns nicht das gibt, was wir für unsere Gesunderhaltung brauchen?

Ich sehe es so: die meisten von uns ernähren sich mal mehr, mal weniger abwechslungsreich, aber selbst bei einer noch so ausgeklügelten Ernährung können wir damit allein nicht den tatsächlichen Vitalstoffbedarf rundum abdecken.

Es ist der Sinn dieses Ratgebers, nachvollziehbar aufzuzeigen, warum die Ernährung allein nur schwerlich alle notwendigen Vitalstoffe liefert und unter welchen Bedingungen es Sinn macht, fehlende Vitalstoffe zu ergänzen.*

Meine Vorschläge kommen aus der Praxis und haben sich über viele Jahre bewährt. Ich habe darauf verzichtet Erfahrungsberichte zu zitieren, aber ohne die Fülle von Rückmeldungen der vielen erfolgreichen Anwender wäre dieses Buch nicht entstanden.

Ich danke daher vor allem all Jenen, die durch ihr Vertrauen in die Ratschläge und ihr engagiertes Feedback dazu beigetragen haben, dass ich das Resümee jetzt in dieser Form veröffentlichen kann.

Robert Schneider

---

*Auch Tiernahrung mangelt es häufig an Vitalstoffen. Grundsätzlich gelten die hier gegebenen Ratschläge daher auch für unsere vierbeinigen Freunde. Dabei sind die Dosierungen dem jeweiligen Körpergewicht anzupassen.

Die Lichtqualität unserer Nahrung

In jeder Sekunde laufen in jeder der rund 80 Billionen Zellen unseres menschlichen Körpers circa 100.000 chemische Reaktionen ab.

Der international anerkannte Wissenschaftler, Prof. Dr. Fritz Albert Popp, beschäftigt sich seit vierzig Jahren mit der Frage: **„Wie kommunizieren die Zellen eines lebendigen Organismus' miteinander?"** Er bewies in unzähligen Experimenten, dass eine ultraschwache Lichtstrahlung Wachstum und Entwicklung aller lebendigen Organismen steuert und zeigte, dass diese Photonenstrahlung - wie Laserstrahlen - zudem interaktive Kommunikation zwischen verschiedenen Organismen ermöglicht.

Forschungen von Prof. Dr. Popp und anderen legen nahe, dass Biophotonen, also Licht, diese chemischen Reaktionen in einer Zelle anregen und so steuern, dass sie zum richtigen Zeitpunkt am richtigen Ort stattfinden.[2]

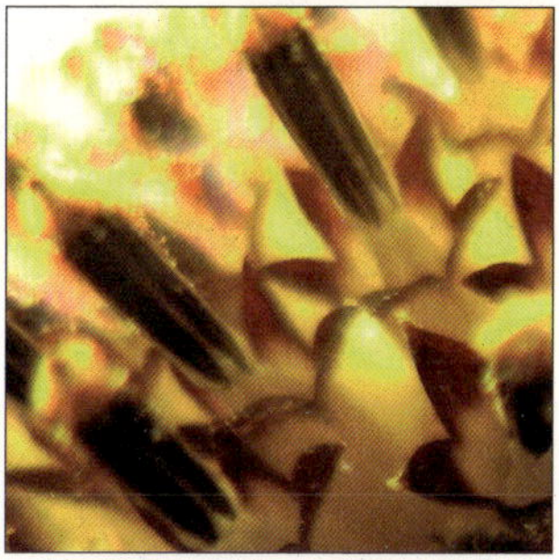

Sonnenblumenkerne im Licht der Sonne

Auch vor diesem Hintergrund ist der Wert unserer Nahrung nicht allein eine Frage des Nährstoffangebots – wesentlich ist auch die „Lichtqualität", die durch den Nachweis von Biophotonen messbar geworden ist. Hier spielen die Frische und Ursprünglichkeit sowie auch die Art* des Anbaus eine wesentliche Rolle.

Bei der Auswahl dessen, was uns umfassend nähren soll, sollte uns bei all dem, was wir lesen und hören, daher nicht allein der Verstand leiten. Lassen Sie die „inneren Sinne" eingeschaltet, und lassen Sie sich leiten von dem, was Ihre Intuition Ihnen rät!

---

*Bioprodukte enthalten nachweislich mehr Mineralstoffe, sekundäre Pflanzenstoffe und essentielle Aminosäuren. Auch ist die Fettsäurezusammensetzung von z.B. Biomilcherzeugnissen günstiger. Gleichzeitig zeichnen sich Bioprodukte durch eine geringere Belastung mit Pestiziden, Schimmelpilzen und „Kunstdüngern" und den Verzicht auf den Einsatz von Gentechnik aus.

Die Bedeutung von Vitalstoffen für unsere Gesundheit

Wir können uns in erster Linie dann gesund, wohl und vital fühlen, wenn uns alle notwendigen Mikronährstoffe – auch Vitalstoffe genannt – in ausreichender Menge und im richtigen Verhältnis zueinander zur Verfügung stehen!

Zu den Vitalstoffen zählen:

- Vitamine, Mineralstoffe, Spurenelemente
- essentielle (lebensnotwendige) Fettsäuren
- essentielle Aminosäuren
- sekundäre Pflanzenstoffe
- Vitaminoide (vitaminähnliche Substanzen)

Einige Vitalstoffe kann unser Körper selbst produzieren, bei vielen ist er jedoch auf die tägliche Zufuhr mit der Nahrung angewiesen.

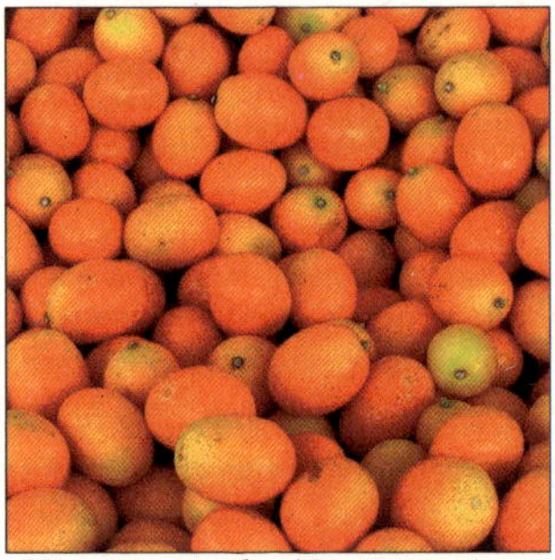

Kumquats oder Zwergorangen enthalten viel Vitamin C und Kalium

Vitamine*

Vitamine und deren Vorstufen - sogenannte Provitamine - sind lebensnotwendige organische Vitalstoffe, die vom menschlichen Stoffwechsel nicht oder nur unzureichend hergestellt werden können. Sie haben im Wesentlichen stoffwechselbeschleunigende und -steuernde Aufgaben.[3]

Vitamine werden in zwei Gruppen unterteilt: in die wasserlöslichen und die fettlöslichen Vitamine.

WasserlöslicheVitamine:

Vitamin C und der B-Komplex

Fettlösliche Vitamine:

Vitamin A, D, E und K (EDeKA)

*Der polnische Biochemiker Casimir Funk nahm 1912 an, dass alle lebensnotwendigen Stoffe eine Aminogruppe enthielten. Er prägte deshalb den Begriff „Vitamin“ (aus lat. **vita** für Leben und **amin** für stickstoffhaltig). Spätere Untersuchungen zeigten aber, dass bei weitem nicht alle Vitamine Amine sind.

Mineralstoffe

Die Mengenelemente (>0,01% des Körpergewichtes) Calcium, Kalium, Magnesium, Phosphor, Natrium, Chlor und Schwefel dienen dem Wasser- und Elektrolythaushalt, der Nervenfunktionalität, der Beweglichkeit der Muskeln und dem Aufbau der Knochen und Zähne.

Spurenelemente (<0,01% des Körpergewichts) wie Eisen, Selen, Zink, Jod, Chrom, Molybdän, Silizium, Kupfer, Fluor und Kobalt sind Bestandteil von Enzymen und Hormonen und gewährleisten einen normalen Ablauf vieler biochemischer Vorgänge.[3]

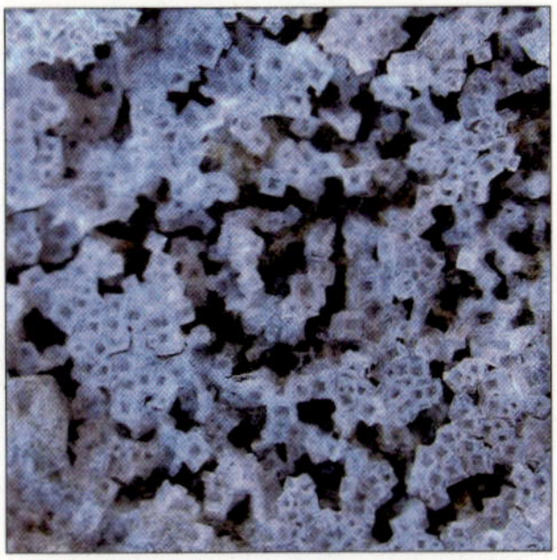

Naturbelassenes Salz enthält über 80 Mineralstoffe und Spurenelemente

Zu neunundneunzig Prozent besteht die gesamte Biomasse und auch unser Körper aus den vier Grundelementen Wasserstoff, Sauerstoff, Kohlenstoff und Stickstoff. Diese vier Elemente werden nicht zu den Mineralstoffen gezählt.

Fettsäuren

Man unterscheidet: gesättigte Fettsäuren, einfach ungesättigte Fettsäuren und mehrfach ungesättigte Fettsäuren. Zu den essentiellen Fettsäuren zählen die mehrfach ungesättigten Fettsäuren Omega-3 und Omega-6.

Bei der üblichen Ernährung nehmen Menschen der westlichen Industrienationen zu viele Omega-6- und zu wenig Omega-3-Fettsäuren auf. Auch der Anteil gesättigter Fettsäuren ist in der Regel zu hoch. Vor allem aber fehlt meistens die für unser Hirn, Herz und unsere Augen wichtige Omega-3-Fettsäure DHA.*

20-30 Prozent der Kalorienzufuhr unserer Ernährung sollte aus Fetten bestehen. Das entspricht etwa 80g Fett pro Tag. Der heutige Verbrauch liegt mit 130g im Durchschnitt aber deutlich höher und ist mitverantwortlich für Übergewicht und erhöhte Blutfettwerte.

Nach neuesten Erkenntnissen sollten mehrfach ungesättigte Fettsäuren** mit ca. 40% den überwiegenden Teil der Nahrungsfette ausmachen und die gesättigten und einfach ungesättigten Fettsäuren je 30% der Fettversorgung decken.[3]

---

* siehe Seite 13

**Als gute Quelle für ungesättigte Omega-3-Fette eignen sich neben Bio-Leinöl auch -Hanföl und -Walnussöl.

Aminosäuren

Die aus Aminosäuren gebildeten Proteine („proteios“ heißt erstrangig u. bedeutend) haben eine Schlüsselfunktion in nahezu allen biologischen Prozessen des menschlichen Körpers.

Fett und Kohlenhydrate kann unser Körper zu einem großen Teil selber bilden - die essentiellen 8 (bei Kindern 10) von 20 bekannten Aminosäuren jedoch nicht.

Zu den essentiellen Aminosäuren zählen:

Isoleucin, Leucin, Lysin, Methionin, Phenylalanin, Threonin, Tryptophan und Valin
Für Kinder zusätzlich: **Arginin und Histidin**

Aminosäuren haben nicht nur als Bausteine von Proteinen eine große Bedeutung, sondern dienen auch als Ausgangsprodukte vielfältiger Verbindungen, die wichtige Stoffwechselfunktionen im Körper übernehmen.[3]

Pflanzen und Mikroorganismen können alle für sie notwendigen Aminosäuren selbst synthetisieren; daher gibt es für sie keine essentiellen Aminosäuren.

Sekundäre Pflanzenstoffe

Diese, auch Phytamine genannten bioaktiven Substanzen, haben zwar keine Bedeutung für den Energiestoffwechsel, gleichwohl sind sie sehr bedeutend für die Gesunderhaltung.

Die Gesamtheit der in der Natur vorkommenden sekundären Pflanzenstoffe ist noch unbekannt – derzeit werden mindestens 60.000 unterschiedliche Stoffe angenommen. In erster Linie zählen dazu:

Phenolische Substanzen (z.B. Flavonoide, Isoflavone)

Alkaloide (z.B. Koffein)

Isoprenoide (z.B. Terpene, Steroide, Carotinoide)

Aminosäuren wie das im Bärlauch enthaltene Alliin

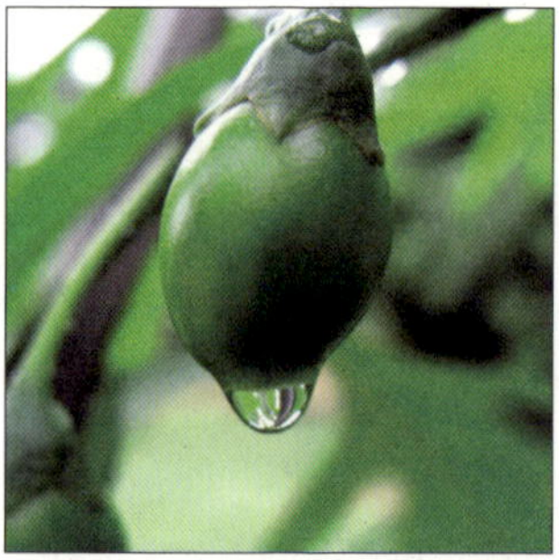

Der Känguruapfel enthält einen hohen Anteil an Solasodin, welches als Ausgangsbasis zur Herstellung von Steroiden dient.

Sekundäre Pflanzenstoffe nehmen in der Pflanze vielfältige Aufgaben wahr. Dazu zählen der Schutz vor UV-A-Strahlung und schädlichem Sonnenlicht, Parasiten, Verletzungen und Krankheiten.

Weitere Vitalstoffe

Hiermit sind Stoffe gemeint, die ebenfalls wichtige (vitaminähnliche) Aufgaben im Körper übernehmen. Neben dem Cholin, der Alpha-Liponsäure und dem L-Carnitin stellt beispielsweise das Coenzym Q10 (Ubichinon 50) ein solches Vitaminoid dar, das eine zentrale Funktion bei der Energieproduktion der Körperzellen einnimmt.

Q10 ist jedoch, trotz der Werbung, keine Substanz, die von außen zugeführt werden muss, da der Körper sie in ausreichenden Mengen selbst herstellen kann, wenn die Versorgung mit den bisher beschriebenen Nährstoffen und Vitaminen ausreichend ist. Es handelt sich auch nicht um geringe Mengen, die die Wirkung entfalten. Der Körper setzt relativ große Mengen an Coenzym Q10 um.

Für Coenzym Q10 konnte daher bisher nicht nachgewiesen werden, dass die Zufuhr dieses Stoffes als Nahrungsergänzungsmittel eine signifikant positive Wirkung auf die Funktion des menschlichen Körpers hat, und Mangelerscheinungen an Coenzym Q10 sind sehr selten.

In der Nahrung ist Coenzym Q10 besonders in folgenden Lebensmitteln enthalten:
Hülsenfrüchte, Mais, Soja und Nüsse und die aus ihnen gewonnenen Öle, Fleisch und öliger Fisch

Auch L-Carnitin bildet der Körper selbst aus den Aminosäuren Lysin und Methionin, wenn die essentiellen Cofaktoren Vitamin C, Vitamin B6, Niacin und Eisen in ausreichender Menge zur Verfügung stehen.

Wird eine Körpergewichtsabnahme mittels Sport und Diät angestrebt, wird L-Carnitin mitunter als Ergänzung empfohlen. Keinesfalls aber kommt L-Carnitin eine eigenständige Eigenschaft als „Fatburner“ oder „Schlankheitsmittel“ zu.

Letzen Endes können die Stoffwechselvorgänge unseres Körpers nur durch die katalysierende Wirkung der jeweils entsprechenden Enzyme ablaufen. Dies ist ab Seite 38 beschrieben.

Wir verhungern an vollen Töpfen

Trotz weltweit anerkannter Studien, die das Gegenteil beweisen, wird folgende Behauptung immer wieder in den Medien verbreitet:

„Die tägliche Nahrung enthält alles an Vitaminen und Mineralstoffen, was unser Organismus braucht."

Der gesundheitliche Schaden durch diese Fehlinformation ist heute unübersehbar. Offensichtlich besteht seitens der Wirtschaft und Pharmaindustrie ein Interesse an derartigen Aussagen, denn ganze Wirtschaftszweige leben von kranken, medikamentenbedürftigen Patienten. Dazu mehr auf Seite 70.

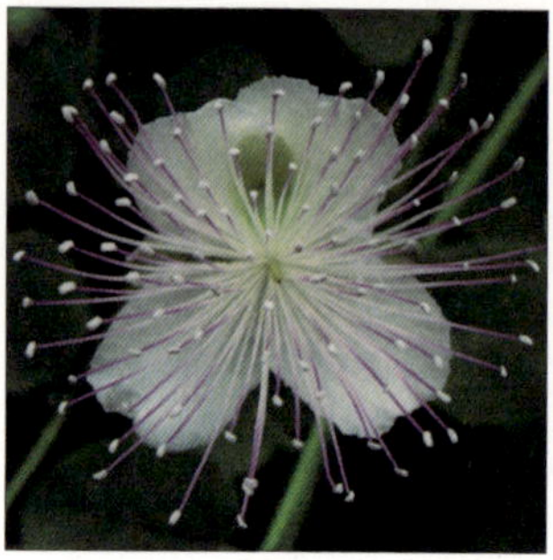

Kapernblüte
Forscher der Universität Palermo entdeckten, dass die Antioxidantien der Kapern schädliche Nebenprodukte neutralisieren können, die bei der Verdauung von Fleisch entstehen.

Die vom Bundesministerium für Ernährung, Landwirtschaft und Verbraucherschutz in Auftrag gegebene **„Nationale Verzehrsstudie II"** zeigt ein anderes Bild. Befragt wurden etwa 20.000 Personen im Alter zwischen 14 und 80 Jahren im Zeitraum November 2005 bis November 2006. **Dies ist die bisher größte epidemiologische Studie zur Erfassung der Ernährungsgewohnheiten und des Lebensmittelverzehrs in Deutschland.**[4]

Die seit April 2008 veröffentlichten Ergebnisse zeigen, dass bei einigen Vitalstoffen die Versorgung in eklatanter Weise unzureichend ist. Basis für die Bewertung sind die Nährstoffempfehlungen der Deutschen Gesellschaft für Ernährung (DGE):

Sechzehn Prozent der Studienteilnehmer hatten in den letzten vier Wochen vor der Befragung keinen Fisch bzw. keine Fischgerichte verzehrt (hierzu mehr auf der nächsten Seite).

Die Aufnahme an Ballaststoffen liegt bei beiden Geschlechtern unterhalb des Richtwertes für die Ballaststoffaufnahme von mindestens 30 g/Tag.

82 Prozent der Männer und 91 Prozent der Frauen unterschreiten die Empfehlung für die Vitamin D-Aufnahme. In besonderem Ausmaß trifft dies auf junge Erwachsene und Senioren zu.

79 Prozent der Männer und 86 Prozent der Frauen unterschreiten die Empfehlung für die Folsäureversorgung. Die Anteile steigen mit zunehmendem Alter.

Über 75 Prozent der Frauen im gebärfähigen Alter unterschreiten während dieser Lebensphase die empfohlene Dosis an Eisen.

Ebenso gibt es eine Unterversorgung mit Calcium. Von den weiblichen Jugendlichen (14-18 Jahre) unterschreiten 74 Prozent die Empfehlung für die Aufnahme von Calcium, bei den älteren Männern sind es 61 Prozent und bei älteren Frauen (65-80 Jahre) sind es 65 Prozent.

Bei Jod wurde der höchste Mangel festgestellt. 96 Prozent der Männer und 97 Prozent der Frauen haben eine zu geringe Jodversorgung.

Über 80% der Bevölkerung ist unzureichend mit DHA versorgt!

Nach einer Studie* des BfR (Bundesinstitut für Risikobewertung) erreichen nur 12% der Frauen und 20% der Männer eine mittlere tägliche Aufnahme an langkettigen Omega-3-Fettsäuren, die dem Verzehr von zwei Fischmahlzeiten in der Woche entspricht (ca. 350mg).

Die 16 Prozent der Bevölkerung, die keinen Fisch verzehren nehmen im Mittel sogar nur 61mg DHA/EPA pro Tag auf.

Laut einer WHO-Studie haben nur zwei Prozent der Schwangeren in den westlichen Industrieländern genügend DHA in der Muttermilch.[5]

Holländisches Gemüse enthält kaum noch Vitamine und Mineralien!

Wissenschaftler der renommierten Agrar-Universität Wageningen veröffentlichten 2008 die erschreckenden Ergebnisse Ihrer Untersuchungen:

Der Vitamin C-Gehalt in Gurken aus niederländischen Gewächshäusern ist innerhalb von sieben Jahren um 99% zurückgegangen. Der Vitamingehalt von Broccoli oder Blumenkohl ging um 84% bzw. 64% zurück. Chicorée enthält überhaupt kein Vitamin C mehr.[5]

---

*Datengrundlage ist u.a. eine in Deutschland repräsentative Stichprobe mit über 4.000 Befragten im Alter von 18-79 Jahren.

Dies gilt ebenso für Eisberg-Salat, Champignons, Spinat und andere Gemüse. Und dieses Problem ist nicht auf Holland beschränkt, schließlich sind die Niederlande einer der größten Agrarexporteure in Europa, und nicht nur in Holland sind die Böden durch die intensive Bewirtschaftung ausgelaugt.

Warum stecken heute viel weniger Vitalstoffe in unserer Nahrung?

Die veränderten Landbaumethoden, mit der viel zu intensiven Bewirtschaftung unter Verwendung immer größerer Mengen von chemischen Düngemitteln und in der Folge dem Auslaugen der Böden, sind dabei nur ein Aspekt.

Auch durch Transport und Lagerung geht ein Großteil der Vitalstoffe verloren. Die Zubereitung (kochen, braten, frittieren) ist ein weiterer Vitaminräuber.

Hinzu kommen unsere Ernährungsgewohnheiten. Um ausgemahlenes Mehl und Zucker zu verarbeiten, verbraucht unser Organismus einen Großteil der Vitamine und Mineralstoffe. Eine Mangelzufuhr entsteht auch durch unregelmäßiges Essen und einseitige Ernährungsgewohnheiten, wie die Aufnahme hoher Energiemengen durch Fett, Eiweiß, Zucker und Alkohol bei einer gleichzeitig geringen Aufnahme von Ballaststoffen. Häufig findet man auch eine Fehl- und Mangelernährung im Alter bei verminderter Enzymaktivität (näheres dazu ab Seite 37).

Beruflicher und emotionaler Stress (Ängste, Sorgen), Schlafmangel, Leistungssport oder schwere körperliche Arbeit erhöhen gleichzeitig den Vitalstoffbedarf.

Verschärft wird die angesprochene Mangelsituation durch eine zunehmende Schadstoffbelastung: Umweltgifte wie Herbizide, Fungizide, Schwermetalle und Medikamentenrückstände aus der Massentierhaltung sowie der Langzeit-Arzneimittelgebrauch.

Um dieses Missverhältnis auszugleichen, macht es Sinn, eine möglichst naturbelassene Ernährung (viel frisches Obst und Gemüse, frische Kräuter, hochwertige Öle) durch sinnvolle Nahrungsergänzungen zu bereichern.

Nahrungsergänzung - aber richtig!

Grundsätzlich bin auch ich der Meinung, dass die Basis einer gesunden Lebensweise eine gesunde und ausgewogene Ernährung sein muss.

Im vorausgegangenen Abschnitt wurde jedoch deutlich, dass die gegenwärtige Ernährungsweise der meisten Menschen bei einigen wesentlichen Vitalstoffen keine ausreichende Versorgung gewährleistet. Es macht daher Sinn, zunächst einmal die Vitalstoffe näher unter die Lupe zu nehmen, bei denen laut der Studie eine Unterversorgung festgestellt wurde:

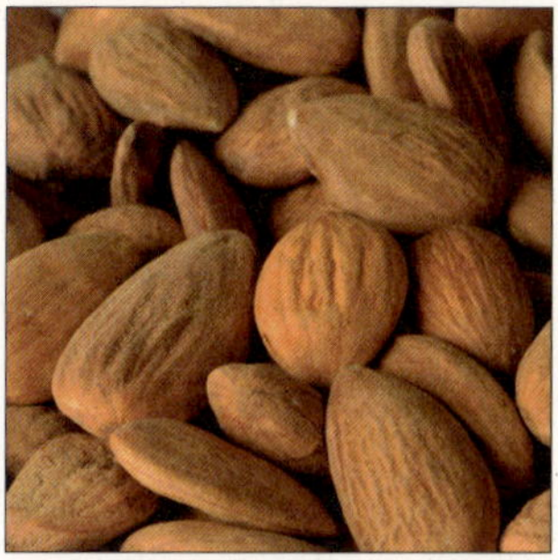

Der Ballaststoffanteil in Mandeln beträgt ca. zehn Prozent

Ballaststoffe

Ballaststoffe zählen nicht zu den Vitalstoffen, werden aber in der Verzehrsstudie angemahnt.

Es sind weitgehend unverdauliche Nahrungsbestandteile, meist Polysaccharide, also Kohlehydrate, die vorwiegend in pflanzlichen Lebensmitteln vorkommen (Getreide, Obst, Gemüse, Hülsenfrüchte).

Ballaststoffe quellen im Magen auf und sorgen durch die Zunahme des Volumens für eine Verstärkung des Sättigungsgefühls. Aus ballaststoffreicher Nahrung werden Kohlehydrate im Darm langsamer aufgenommen. Dadurch kommt es zu einem geringeren Blutzuckeranstieg nach dem Essen.

Der größte Teil der Ballaststoffe kann auch durch die Mikroflora des Dickdarms nicht aufgespalten werden. Durch ihr hohes Wasserbindungsvermögen tragen sie daher im Dickdarm dazu bei, Toxine* und Gallensäuren und damit auch das darin enthaltene Cholesterin zu binden. Dadurch wird der Cholesterinspiegel gesenkt. Gleichzeitig vergrößern Ballaststoffe die Stuhlmenge, wodurch auch die Peristaltik verbessert wird.

Den höchsten Ballaststoffanteil hat Weizenspeisekleie (49%), gefolgt von Roggenknäcke (14%), Roggenvollkornmehl (13,5%), Weizenvollkornmehl (10%) und Haferflocken (9,5%) . **Aber auch Mandeln (9,8%), Nüsse und Trockenfrüchte haben einen hohen Ballaststoffanteil.**

*Die unverdaulichen Zellwandbestandteile der Mikroalge Chlorella spielen bei der Schwermetallausleitung eine wichtige Rolle. Dies wird ab Seite 62 beschrieben.

Die Wasserbindungskapazität von Ballaststoffen ist mit dem Hundertfachen ihres Eigengewichts sehr hoch. Es ist daher vor allem bei separater Aufnahme von Ballaststoffen wie Leinsamen oder Weizenkleie sehr wichtig, ausreichend Flüssigkeit zu trinken, da der Verdauungsbrei im Darm sonst auf Grund von Wassermangel verhärtet und eine Verstopfung begünstigt, statt ihr entgegenzuwirken.

Ein negativer Aspekt von Ballaststoffen ist, dass sie auch Mineralstoffe binden, die somit ungenutzt ausgeschieden werden. Bei ausgewogener Mischkost stellt das kein Problem dar, bei gezielt separater Ballaststoffzufuhr (wie zum Beispiel durch Weizenkleie) kann längerfristig jedoch ein Mineralstoffmangel auftreten.[3]

Omega-3 DHA

Die essentielle Omega-3-Fettsäure DHA (Docosahexaensäure) ist unverzichtbar für die gesunde Funktion von Gehirn, Herz und Augen.

DHA ist ein integraler Bestandteil von Zellmembranen, vor allem der Nervenzellen, und befindet sich hauptsächlich im Gehirn und in der Netzhaut. Fast alle Omega-3-Fettsäuren des Gehirns und bis zu 93% der Omega-3-Fettsäuren der Netzhaut bestehen aus DHA. Aber auch in den Zellmembranen des Herzgewebes ist DHA eine Schlüsselkomponente. Daher ist DHA auch ein natürlicher Bestandteil der Muttermilch.

Zahlreiche wissenschaftliche Studien bestätigen, dass jeder Mensch von einer ausreichenden Versorgung mit DHA profitieren kann. Bei werdenden Müttern unterstützt DHA eine gesunde Schwangerschaft. Bei Embryos und Säuglingen ist DHA wichtig für die Entwicklung des Gehirns und der Augen. Bei Kindern verbessert DHA die Entwicklung der Konzentrationsfähigkeit und fördert einen gesunden Schlaf. Bei Erwachsenen, auch im Alter, unterstützt DHA die Gesunderhaltung des Gehirns, der Augen und des Herz-Kreislauf-Systems.

Wie auf Seite 13 dargestellt, leiden große Teile der Bevölkerung an einem Mangel an DHA. Daher empfehlen Ärzte bisher, vor allem Schwangeren und stillenden Müttern sowie allen infarktgefährdeten älteren Patienten, täglich mindestens 200mg DHA einzunehmen. Nur wer regelmäßig zweimal pro Woche Lachs, Hering, Makrele oder Thunfisch isst, kann auf die Zufuhr von DHA aus Nahrungsergänzungen verzichten.

Einerseits wird der regelmäßige Verzehr dieser Fische empfohlen, und andererseits wird wegen der hohen Schadstoffbelastung und der Überfischung der Meere* auch davon abgeraten. Mit Recht folgen daher viele der Empfehlung zum regelmäßigen Fischverzehr nicht. Als Nahrungsergänzung wurde bisher Fisch- oder Krillöl empfohlen. Das aus Fischen und Fischabfällen gewonnene Öl muss jedoch von den darin enthaltenen Schadstoffen durch extreme Destillationsprozesse gereinigt werden. Das so gewonnene „pharmazeutische" Öl ist so stark raffiniert, dass viele Menschen Fischöl nicht gut vertragen und es dann auch nicht regelmäßig oder gar nicht mehr einnehmen.

Mit DHA aus Algen ist jetzt eine echte Alternative verfügbar!

Nach 15 Jahren Forschung, ursprünglich aus einem Projekt für die NASA, wird jetzt DHA aus gezüchteten Algen in speziell dafür entwickelten Pflanzenkapseln angeboten. Dieser Schritt lag nahe, denn letztlich produzieren auch die Fische das DHA nicht selbst, sondern akkumulieren es aus DHA-reichen Algen.[6]

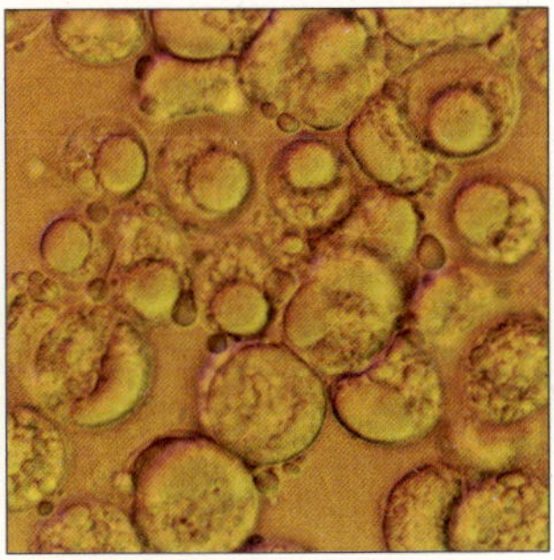

Das Öl aus der Mikroalge Schizochytrium wird auch „DHA-Gold" genannt

Ich konnte mich vielfach von der Qualität des Algen-DHA´s überzeugen. Auch Patienten, die bisher Fischöl abgelehnt haben, weil sie unter anderem unangenehmes Aufstoßen davon bekamen, vertragen das Algen-DHA sehr gut. DHA ist für Vegetarier und alle, die aus anderen Gründen keinen Fisch essen, unerlässlich, aber letztlich profitiert jeder von einer ausreichenden DHA-Zufuhr. Viele wissen heute, dass Omega-3-Fettsäuren wichtig sind, und dass ein Überschuss an Omega-6 entzündliche Prozesse fördert. Unsere übliche Nahrung hat jedoch einen zu hohen Anteil an Omega-6, und kaum jemand ernährt sich so bewusst, dass er das ideale Verhältnis von einem Anteil Omega-3 zu drei Anteilen Omega-6 erreicht.

Aber selbst, wenn man den Omega-3-Anteil über Leinöl oder Hanföl steigert - diese Öle versorgen uns mit ALA (Alpha-Linolensäure), die auch wichtig ist, aber nicht mit der für unser Hirn, Herz und unsere Augen wichtigsten Fettsäure DHA. Die Leber kann zwar in geringen Mengen DHA aus ALA synthetisieren, aber das reicht in vielen Fällen nicht aus. **Ich rate daher jedem, vorbeugend täglich ein bis zwei Kapseln Algen-DHA einzunehmen.**

* pro Jahr sterben für uns 2 Billionen Fische [7]

Vitamin D

Vitamin D3 oder Cholecalciferol ist eigentlich kein Vitamin, sondern ein Prohormon, dass in der Haut mit Hilfe von UV-Licht gebildet werden kann. Es wird letztlich zu dem Hormon Calcitriol umgewandelt und spielt eine wesentliche Rolle bei der Regulierung des Calcium-Spiegels im Blut und beim Knochenaufbau.

Erst in den letzten 10 Jahren wurde erkannt, dass eine Unterversorgung mit Vitamin D nicht nur zu Rachitis führen kann, sondern auf ein Risiko für viele andere ernsthafte Erkrankungen hinweist:

Autoimmunerkrankungen (MS, Morbus Crohn, Diabetes I, Lupus erythematodes)

Infektionskrankheiten (TB, Atemwegsinfekte)

Bluthochdruck

Dickdarmkrebs sowie u.a. Brust- u. Nierenkrebs, Leukämie, Pankreaskarzinom

Osteoporose

Kardiovaskuläre Erkrankungen

Metabolisches Syndrom

Fibromyalgie

Demenz und Parkinson - Hirnleistungsstörung

Vitamin D ist wichtig für die Entwicklung und Funktion des Nerven- und Muskelsystems.

Durch Supplementation von Vitamin D lässt sich die Sturzrate von Menschen über 65 Jahren reduzieren

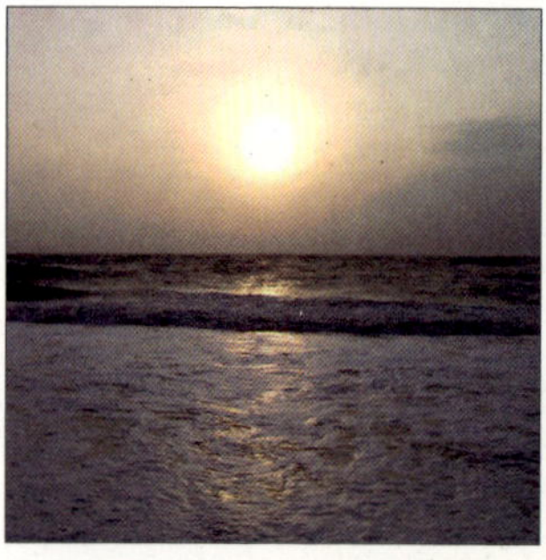

Die Fähigkeit des Menschen, Vitamin D in der Haut zu bilden, verringert sich mit zunehmendem Alter bis auf ein Drittel (im Vergleich zu einem 20-Jährigen).

Der Bedarf von Vitamin D über die Nahrung ist um so größer, je weniger Zeit ein Mensch draußen verbringt, was in unseren Breiten ja besonders im Winter eher die Regel ist. Die derzeitigen öffentlichen Empfehlungen für den Vitamin D Tagesbedarf werden unter Wissenschaftlern kontrovers diskutiert und im Hinblick auf die Lebensweise in unserer zivilisierten Welt vielfach als unzureichend angesehen.

Die DGE empfiehlt eine Zufuhr von täglich 10 Mikrogramm für Säuglinge im ersten Lebensjahr und für Senioren ab dem 65. Lebensjahr. Für alle anderen Altersgruppen werden 5 Mikrogramm täglich empfohlen. Wie schon erwähnt, werden die DGE-Empfehlungen in einigen Fällen als zu niedrig kritisiert. In anderen europäischen Ländern sind die Empfehlungen besonders für Jugendliche daher doppelt bis dreifach so hoch. In den USA wird Erwachsenen 10 Mikrogramm und den über 70 Jährigen 15 Mikrogramm empfohlen.

Die Angaben für Vitamin D werden sowohl in IE (Internationale Einheiten) als auch in Mikrogramm (µg) gemacht. 400 IE entsprechen dabei 10µg.

Eine gute Quelle für Vitamin D sind fettreiche Fische (Lebertran) und Pilze (auch Trockenpilzpulver).

Da sich aber in der vorbeschriebenen Verzehrsstudie gezeigt hat, dass in der Regel zu wenig Vitamin D über die Nahrung aufgenommen wird, macht es zumindest in den Wintermonaten Sinn, täglich 800 I.E. als Nahrungsergänzung einzunehmen.

Es macht dabei keinen Unterschied, ob es sich um Ergocalciferol (Vitamin D2) oder Cholecalciferol (Vitamin D3) handelt. Beide werden im Körper zu Calcitriol umgewandelt.[3/8]

Bei Knochenschwund wird nach den neuen Regeln des Dachverbands Osteologie[9] allen, die nicht täglich eine halbe Stunde (mit unbedeckten Armen!) ans Tageslicht gehen können, 1.000 I.E. Vitamin D als Ergänzung empfohlen. Da diese Forderung im Winter praktisch von niemandem umgesetzt werden kann, ist man auch hier nur mit einer täglichen Ergänzung der Nahrung auf der sicheren Seite.

Vitamin D unterstützt den Einbau des Calciums in die Knochen (mehr dazu im nächsten Kapitel).

Calcium

Calcium ist der mengenmäßig am stärksten vertretene Mineralstoff im menschlichen Organismus. 99 % des im Körper vorkommenden Calciums befinden sich in Knochen und Zähnen. Es verleiht ihnen sowohl Stabilität als auch Festigkeit.

Gleichzeitig dienen die Knochen als Speicher für

Calcium – bei Calciummangel kann ein Teil davon aus den Knochen gelöst und für andere Aufgaben zur Verfügung gestellt werden.

Die Knochenentkalkung (Osteoporose) kommt vor allem bei älteren Menschen vor. Innerhalb der Zellen ist Calcium an der Erregung von Muskeln und Nerven, dem Glykogen-Stoffwechsel, der Zellteilung sowie an der Aktivierung einiger Enzyme und Hormone beteiligt.

Außerhalb der Zellen wird Calcium bei der Blutgerinnung und bei der Aufrechterhaltung der Zellmembranen benötigt. Im Blut muss ständig eine Konzentration von 2,1–2,6 mmol/l Calcium gegeben sein. Sie wird durch die Hormone Calcitriol, Calcitonin und Parathormon reguliert.[3]

Calciumpräparate sollten keinesfalls ohne die gleichzeitige Einnahme von Vitamin D eingenommen werden, denn es mehren sich die Hinweise, dass eine vermehrte Calciumaufnahme ohne genügend Vitamin D das Risiko eines Herzinfarktes erhöht.

Milchprodukte (besonders Käse) enthalten viel Calcium. Aber auch Hülsenfrüchte, Mohn, Sesam, Mandeln, Paranüsse und Feigen. Bei einer ausgewogenen Ernährung läßt sich der Calciumbedarf leicht decken. Gegenspieler sind Stress, Kaffee und Weißmehl.

Der Dachverband Osteologie empfiehlt zur Osteoporoseprophylaxe eine Aufnahme von 1000mg Calcium täglich mit der Nahrung - nur wenn das nicht erreicht wird, sollte Calcium zusätzlich eingenommen werden. **Als ein Ergebnis der „Nationalen Verzehrsstudie“ war jedoch genau dies der Fall: weibliche Jugendliche und Senioren beiderlei Geschlechts haben eine zu geringe Calciumaufnahme!**

Bei einer zusätzlichen Einnahme sollte man die Gesamtcalciumaufnahme von 1500mg nicht überschreiten. **Entscheidend ist, dass genügend Vitamin D vorhanden ist, damit das Calcium in die Knochen eingebaut werden kann!**

Eine gute Möglichkeit der Calciumeinnahme ist Sango Meereskorallen Pulver. Hier liegt das Calcium im idealen Verhältnis von 2:1 zu Magnesium in einer Form vor, die besonders gut vom Körper aufgenommen werden kann. Sango Pulver kann auch den Mehrbedarf an Magnesium bei sportlicher Betätigung decken und hilft auch beim Ausgleich einer Übersäuerung.[10]

Magnesium

Nach der Nationalen Verzehrsstudie erreichen nur 15% der Bevölkerung die Referenzwerte für die Magnesiumeinnahme nicht. Aufgrund der essentiellen Bedeutung von Magnesium darf es an dieser Stelle dennoch nicht unerwähnt bleiben.

Sei es die Funktionsfähigkeit von ca. 300 verschiedenen Stoffwechselkatalysatoren, die Stabilisierung von Membranen, Eiweißen und Nukleinsäuren, die Erregungsleitung an Nerven- und Muskelzellen, die Hormonfreisetzung oder die Knochenfestigkeit, alle diese Prozesse und Funktionen werden gestört, wenn der Körper zuwenig Magnesium zur Verfügung hat.

Die empfohlene Tagesdosis für Magnesium beträgt 300mg; während schwerer Erkrankungen, in der Schwangerschaft und beim Leistungssport ist der Bedarf jedoch höher.

Primäre Ursachen für einen Magnesiummangel sind die zu geringe Magnesiumaufnahme durch einseitige Kostformen und eine zu geringe Nahrungszufuhr - insbesondere im Alter. Die Magnesiumresorption im Darm oder die Rückresorption in der Niere kann jedoch auch genetisch bedingt beeinträchtigt sein. Ursachen für schwere Mangelzustände rühren meist von Nierenfunktionsstörungen, langandauerndem Durchfall, chronischen Darmentzündungen, schlecht eingestelltem Diabetes mellitus oder von Fehlernährung beim Alkoholismus. Auch verschiedene Medikamente, vor allem Diuretika, Antibiotika und Chemotherapeutika, beeinträchtigen die Magnesiumbilanz.

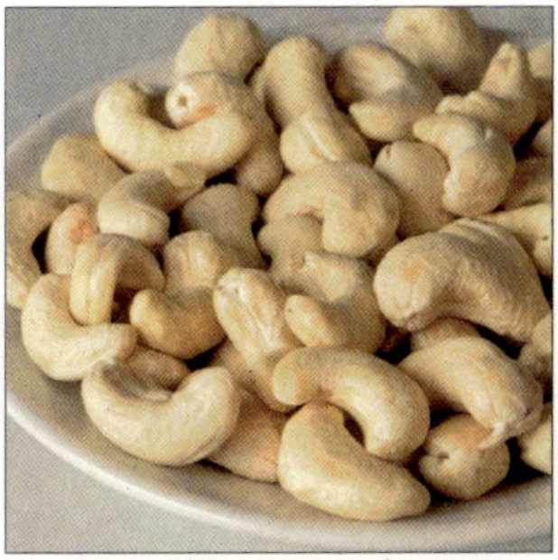

Cashewkerne enthalten pro 100g 270mg Magnesium

Mangelsymptome wie Reizbarkeit, Müdigkeit, rasches Erschöpftsein, innere Unruhe, Kopf- und Rückenschmerzen und natürlich das Leitsymptom **Muskelkrämpfe** beruhen oft darauf, dass die körpereigenen Magnesiumspeicher erschöpft sind. **Zum Auffüllen der Speicher und für einen therapeutischen Erfolg ist dann eine Gabe von 600mg pro Tag über mindestens vier Wochen notwendig.** Dabei macht es Sinn, die Dosierung auf mehrere Tagesgaben zu verteilen, weil die Resorptionsrate dann wesentlich höher ist, als bei einer einmaligen Gabe. Organische Magnesiumverbindungen wie Magnesiumcitrat oder an Aminosäuren gebundenes Magnesium (Aminosäurechelat) sind wegen der besseren Bioverfügbarkeit anorganischen Verbindungen vorzuziehen.

Folsäure

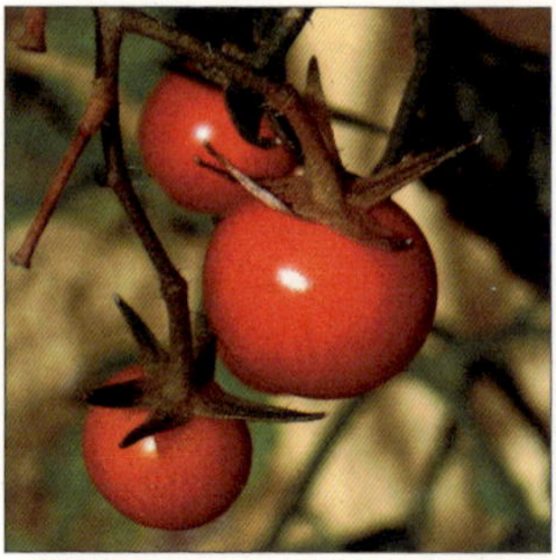

Neben Vitamin C und vielen anderen wertvollen Inhaltsstoffen enthalten Tomaten pro 100g 33µg Folsäure. Da sie zum meistverzehrten Gemüse zählen, gelten sie als wichtiger Folsäurelieferant.

Folsäure (Vitamin B9) kommt in tierischen und pflanzlichen Lebensmitteln natürlich vor. Leber, grüne Gemüse wie Spinat oder Broccoli, Hülsenfrüchte, Weizenkeime, Vollkorngetreideprodukte, Hefe, Eigelb sowie Zitrusfrüchte und -säfte sind besonders reich an Folaten.

Da Folsäure ein hitze- und lichtempfindliches, wasserlösliches Vitamin ist, reduzieren zu lange Lager- und Kochzeiten sowie intensives Wässern den Gehalt an Folaten in unserer Ernährung. Auch intensive UV-Strahlung auf die menschliche Haut reduziert die Folsäure im Körper. Bei hellhäutigen Menschen ist der Effekt besonders stark. Kein Wunder also, dass nur jeder vierte Deutsche, nach Angaben der Deutschen Gesellschaft für Ernährung, genügend Folsäure aufnimmt. **Die empfohlene Tagesdosis beträgt für Frauen mit Kinderwunsch 800 Mikrogramm, für alle anderen 400 Mikrogramm.**

Folsäure ist für alle Wachstums- und Entwicklungsprozesse wichtig, denn mit ihrer Hilfe werden Bestandteile der Nucleinsäuren (die biologischen Informationsspeicher der Zellen) hergestellt. Aus diesem Grund sollten vor allem Frauen im gebärfähigen Alter eine optimale Folsäureversorgung sicherstellen, denn so lassen sich Neuralrohrerkrankungen der Neugeborenen, wie Spina bifida (offener Rücken), vermeiden.

Während in den USA und Kanada ein Folsäurezusatz in Weißmehl gesetzlich vorgeschrieben ist (seitdem kommen dort nur noch halb so viele Kinder mit Neuralrohrdefekt auf die Welt), muss man in Deutschland, Österreich und der Schweiz selbst dafür Sorge tragen. In Deutschland kommen Neuralrohrerkrankungen im internationalen Vergleich besonders häufig vor.

Jugendliche im Wachstumsalter benötigen ebenfalls ausreichend Folsäure, da ihr Organismus besonders viele Eiweißverbindungen aufbaut und genetische Informationen für die neuen Zellen kopiert.

Bei Folsäuremangel steigt der Homocysteinspiegel und damit auch das Risiko für Herz-Kreislauf-Krankheiten. Zusammen mit Vitamin B12 ist Folsäure unentbehrlich für die Bildung der roten Blutkörperchen im Knochenmark.[3]

Jod

Jod ist ein unentbehrlicher Bestandteil des tierischen und menschlichen Organismus und wird mit der Nahrung aufgenommen. Am höchsten ist die Konzentration beim Menschen in der Schilddrüse und wird dort in den Hormonen Thyroxin und Trijodthyronin und als Dijodtyrosin genutzt. Jodmangel im Trinkwasser und der Nahrung ist in der Regel für das Auftreten des Kropfs verantwortlich.

Jodmangel während der Schwangerschaft führt zu mehr oder minder schweren geistigen Behinderungen des Kindes. Dies wurde durch Studien aus allen Teilen der Welt belegt.

In Mitteleuropa sind die landwirtschaftlich genutzten Böden vergleichsweise arm an Jodverbindungen. Dies gilt nicht nur für die Alpenregion, sondern auch für die Böden der Küstenebenen in Dänemark und den Niederlanden. Die Böden der feuchten Klimazonen sind deswegen so arm an Jod, weil dieses im Laufe der Erdgeschichte ausgewaschen wurde.

Von Seiten der WHO wird geschätzt, dass weltweit etwa 750 Millionen bis eine Milliarde Menschen von Jodmangel betroffen sind. In West- und Zentraleuropa betrifft dies mehr als 380 Millionen Menschen.

Da die haushaltsübliche Jodsalzmenge die Jodversorgung der Konsumenten um lediglich ca. 20µg täglich erhöht, ist eine ausreichende Jodversorgung mit 150 bis 200 Mikrogramm pro Tag in Mangelgebieten wie Deutschland somit nur durch den vorsichtigen Verzehr von jodhaltigen Nahrungsmitteln wie Meeresfischen oder Nahrungsergänzungsmitteln wie z.B. **Kelp-Algen** möglich.

Eine schädliche Überdosierung tritt bei einer Dosierung von 500µg oder mehr pro Tag ein. Bei einer bestehenden Mangelsituation darf diese nur durch eine moderat ansteigende Zufuhr behoben werden, da sonst eine Überfunktion der Schilddrüse entsteht.

Eine gesetzlich vorgeschriebene Jodprophylaxe gibt es in der Schweiz und in Österreich - in Deutschland setzt der Gesetzgeber auf Freiwilligkeit.

Die Jodversorgung läßt sich leicht über eine Messung des Kreatinin-Spiegels im Urin bestimmen.[3]

Eisen

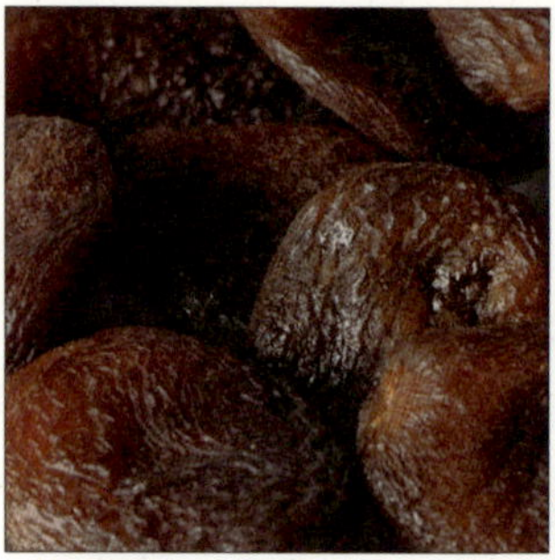

100g getrocknete Aprikosen enthalten 4,4mg Eisen

Der Hauptgrund für den hauptsächlich bei Frauen vorkommenden Eisenmangel ist die Monatsblutung. Hinzu kommt die mangelnde Eisenaufnahme bei 75 Prozent der Frauen, wie auf Seite 13 beschrieben. Aber auch bei Nieren-, Darm- und anderen Krebserkrankungen ist meist ein Eisenmangel gegeben. Daher ist Eisenmangel eine der häufigsten Mangelerkrankungen.

Eisenmangel kann neben der bekannten Blutarmut Auswirkungen auf den ganzen Körper haben - auf das zentrale Nervengewebe und das Gehirn (Schwindel, Kopfschmerzen, Depressionen, Konzentrationsschwierigkeiten), auf das Herzkreislaufsystem (Rhythmusstörungen, Atemnot, Erschöpfung), auf die Stoffwechselfunktionen (Muskelschwund, Appetitlosigkeit), auf Haut, Haare, Nägel, auf das Immunsystem und die Libido.

Die Deutsche Gesellschaft für Ernährung empfiehlt je nach Alter und Geschlecht 10 - 12mg Eisen pro Tag. Für die Stillzeit werden 20mg, während der Schwangerschaft 30mg pro Tag empfohlen.

Grundsätzlich gilt: sofern eine ausreichende Versorgung allein aus der Nahrung sichergestellt werden kann, ist eine Einnahme von Eisenpräparaten nicht angeraten, denn diese können leicht überdosiert werden. Immer wieder kommt es auch zu schweren Vergiftungen, wenn kleine Kinder an solche Präparate gelangen und sie in großen Mengen zu sich nehmen.

Eisen ist z.B. in Petersilie, Minze, Brennesseln, Thymian, Kürbiskernen, Hirse, Kakaopulver, Sojabohnen, Spirulina Algen, Amaranth und Aprikosen.

Liegt ein Eisenmangel vor, sollte ein Arzt oder Heilpraktiker aufgesucht werden, denn bei der Therapie sind viele Faktoren zu beachten. Ein eklatanter Eisenmangel kann weder durch die Ernährung noch durch Nahrungsergänzungen oder eisenhaltige Säfte ausgeglichen werden, sondern bedarf der gezielten Eisenzufuhr per Infusion oder durch Tabletten.

Die Eisenaufnahme wird vor allem durch Kaffee und schwarzen Tee gehemmt. Dagegen ist wiederum **Vitamin C der wirksamste Förderstoff der Eisenresorption**. Er vermag den eisenhemmenden Effekt vieler Wirkstoffe aufzuheben.[3]

Das Für und Wieder von Vitamin C und Antioxidantien

Laut der Verzehrsstudie ist das wohl bekannteste Vitamin kein Mangelvitamin, und die Aufnahme liegt in Deutschland knapp über der DGE-Empfehlung von 100mg pro Tag. Raucher jedoch brauchen auf Grund der erhöhten Belastung mit freien Radikalen etwa 40 Prozent mehr Vitamin C – die DGE empfiehlt eine Gabe von 150mg pro Tag, und die Empfehlung für Schwangere und Stillende liegt bei 110 bzw. 150mg täglich. Auch wenn man nicht täglich frisches Obst und Gemüse verzehrt, kann die Aufnahme unzureichend sein. Hiervon sind vor allem ältere Menschen betroffen.[3]

Die Meinungen der Fachwelt über den Bedarf an Vitamin C sind sehr kontrovers, und viele empfehlen höhere Dosen als die DGE. Wesentlich zum Glauben an die Wirksamkeit von hochdosiertem Vitamin C hat Nobelpreisträger Linus Pauling beigetragen, der im Alter täglich 18g davon zu sich nahm. Heute gilt eine Einnahme von bis zu 2g pro Tag als unbedenklich.

Wegen der antioxidativen Eigenschaften des Vitamin C hatten etliche Therapeuten in der komplementären Krebstherapie hochdosiert Vitamin C verabreicht (oft per Infusion). Auch der deutsche Physiker Manfred von Ardenne hatte dazu geraten, Tumore mit hohen Vitamin C-Dosen zu bekämpfen. Wissenschaftler der Harvard-Universität haben jedoch nachgewiesen, dass das ein katastrophaler Ratschlag war. Nach deren Erkenntnis wirken gerade Antioxidantien wie Vitamin C, Vitamin E und Betacarotin in hoher Dosierung krebsfördernd. Sie entfalten die gleiche Wirkung im Körper wie das berüchtigte Krebsgen erbB2, das die Krebszellen am Leben hält.[11]

Bereits in den neunziger Jahren gab es einen ersten Hinweis dazu in einer Studie mit Rauchern, die hochdosiert Betacarotin eingenommen hatten. Die Studie musste bei Bekanntwerden der ersten Ergebnisse abgebrochen werden, weil die Krebsrate stieg, statt, wie erhofft, zu fallen.

Auch die zwei bisher größten Langzeitstudien zu diesem Thema zeigten, dass hochdosiertes Vitamin-C, Vitamin E und Selen das Krebsrisiko nicht senken.

Gleichwohl halte ich es für sinnvoll, eine ausreichende Vitamin C-Versorgung sicherzustellen (mehr dazu auf der nächsten Seite).

Ester-C + OPC + Bioflavonoide

Die von der DGE empfohlene Vitamin C-Tagesdosis von 100mg (bzw. 150mg für Schwangere und Raucher) bezieht sich ausschließlich auf Gesunde. Ein Mehrbedarf bei entzündlichen Erkrankungen wie Arthritis, Allergien, Arteriosklerose, Krebs oder wiederkehrenden Infektionen ist unbestritten.[12] Um diesen Mehrbedarf zu decken, empfehle ich die tägliche Einnahme von 1-2 Tabletten Ester-C+OPC+Bioflavonoide.

Wegen des sauren Charakters von Ascorbinsäure wurde Calciumascorbat entwickelt, bei dem die Ascorbinsäure an Calcium gebunden ist und das durch seine pH-Neutralität deutlich weniger Verdauungsprobleme verursacht. Das patentierte Ester-C ist als dritte Generation die neueste Entwicklung von Vitamin C und gilt als Durchbruch in der Vitamin C-Forschung. Ester-C kombiniert die Vorzüge von Ascorbinsäure und Calciumascorbat.

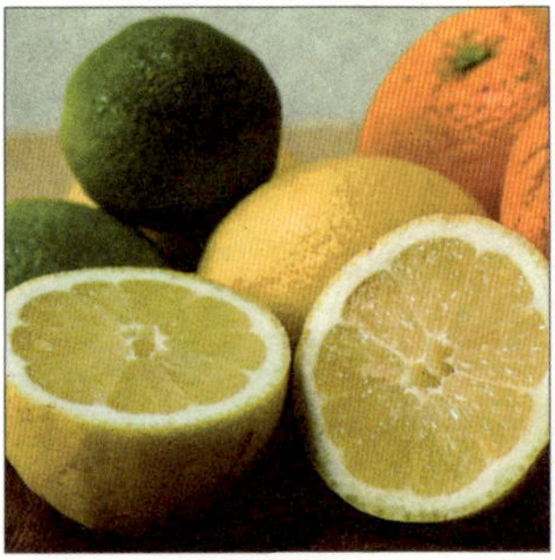

Zitronen enthalten ca. 60mg Vitamin C (pro 100g).

Ester-C wird doppelt so schnell ins Blut aufgenommen und bleibt doppelt so lange im Körper bioverfügbar wie normales Vitamin C. Es ist letztlich dadurch vierfach wirkungsvoller und verursacht keinerlei Verdauungsbeschwerden, was beim Calciumascorbat durch Reaktion mit der Magensäure und entsprechender Gasbildung noch der Fall sein konnte.

Weiterhin ist Ester-C die einzige Form von Vitamin C, die den Zahnschmelz nicht angreift. Versuche zeigten, dass dies bei normalem Vitamin C bereits nach einigen Minuten der Fall ist.

Durch die Kombination von Ester-C mit OPC und Citrus Flavonoiden ergeben sich wertvolle synergistische Effekte, welche die Wirkung von Vitamin C um ein Vielfaches erhöhen.

Die Oligomeren Procyanidine aus Traubenkernen (kurz OPC) sind, langjährigen Untersuchungen zufolge, die wirksamsten antioxidativen Substanzen, die wir zur Zeit kennen.

OPC´s, die zu den Flavonoiden gehören, lösen sich sehr leicht in Wasser, wodurch sie schnell und vollständig vom Körper resorbiert werden. Klinische Tests zeigen, dass OPC´s fünfzigfach effektivere Radikalfänger sind als Vitamin E und zwanzigfach stärker als Vitamin C. Zusätzlich kurbelt OPC zusammen mit Glutathion die Regeneration des vorhanden Vitamin C an, wodurch sich die antioxidative Kraft noch multipliziert.

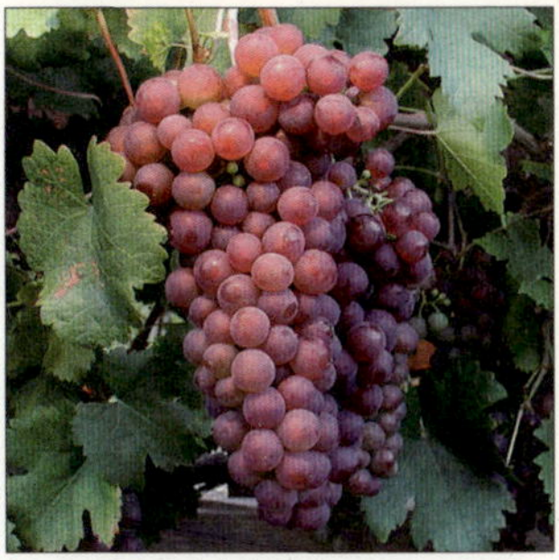

OPC ist in den Kernen und der Schale der roten Trauben enthalten.

Da OPC´s die Blut-Hirn-Schranke passieren können, schützen sie das Gehirn und die Rückenmarksnerven vor Schäden durch freie Radikale. Zusätzlich zu ihren antioxidativen Effekten schützen OPC´s die Leber vor toxischen Schäden durch Medikamente.

OPC´s wirken, wie auch Vitamin C, auf die Kollagen- und Elastinbildung. Dadurch wird nicht nur die Haut und das Bindegewebe elastisch und jung erhalten, sondern vor allem auch die Stabilität und Elastizität der Blutgefäße und des kardiovaskulären Systems (Herzkranzgefäße) gefördert. Da brüchige Blutgefäße am Anfang einer Arteriosklerose stehen, kommen OPC´s eine wesentliche Bedeutung in der Prophylaxe der Arterienverkalkung zu.

OPC´s stärken nachweislich das Immunsystem und verlangsamen den Alterungsprozess.

Eine weitere Wirkung ist die Beruhigung allergischer Reaktionen durch OPC´s, da sie die Histaminproduktion hemmen.

Im Wesentlichen wirken OPC´s durchblutungsfördernd, immunstärkend und altersvorbeugend.

Citrus Flavonoide sind wasserlösliche sekundäre Pflanzenstoffe, die vor allem in frischem Obst und Gemüse zusammen mit Vitamin C angetroffen werden und als Synergisten von Vitamin C die Wirkung durch ihren antioxidativen Effekt verstärken. Sie schützen das Vitamin C vor Oxidation, und sie verstärken die Wände der Kapillaren und Blutgefäße und regulieren deren Durchlässigkeit.

Zusammenfassend kann man sagen, dass bei aller Kritik an hochdosierten Vitamin C-Gaben, wie auf Seite 24 beschrieben, die Versorgungslage bei Teilen der Bevölkerung unzureichend ist. Hierzu zählen Raucher, Schwangere, Kranke, Ältere und Menschen, die sich hauptsächlich von Fast Food ernähren. Zumindest für diese wäre eine regelmäßige zusätzliche Einnahme eines Vitamin C-Präparates, wie z.B. das beschriebene Ester-C + OPC, von hohem Wert.

Wie Sie Ihren Insulinspiegel „flach“ halten

Kohlehydratreiche Nahrungsmittel, deren Zucker leicht verfügbar sind, bewirken einen rasch ansteigenden Blutzuckerspiegel. Um die Glukose in die Körperzellen zu transportieren, schüttet die Bauchspeicheldrüse Insulin aus. Hohe Glukose- und Insulinspiegel stören jedoch Regenerations- und Reparaturprozesse unseres Körpers und können das Wachstum von bösartigen Tumorzellen fördern.

Bei Personen, die Nahrungsmittel mit hoher Zuckerfreisetzung ins Blut zu sich nahmen, wurde in groß angelegten Studien eine Verdoppelung von Diabetes II, Herzinfarkt und Tumorerkrankungen festgestellt.

Da sich unser Körper vorwiegend nachts regeneriert, macht es daher Sinn, abends entweder gar nichts zu essen (Dinner cancelling - mindestens 2x wöchentlich)[13] **oder zumindest nicht so spät** (nicht nach 16:00 Uhr, keinesfalls nach 20:00 Uhr) **und kohlehydratarme Nahrungsmittel zu bevorzugen** (kein Brot, Kartoffeln, Reis, Nudeln, Obst, Süßigkeiten etc.).

Aber auch tagsüber ist es sinnvoll, die Zufuhr von Glukose gering zu halten. Ein Leistungstief, gepaart mit plötzlicher Müdigkeit und oft auch mit einer Heißhungerattacke 2-3 Stunden nach einem kohlehydratreichen Mahl, hat jeder schon erlebt. Ursache ist oft eine extreme Senkung des Blutzuckerspiegels durch eine starke Insulinausschüttung.

Eine übermäßige Insulin-Gegenreaktion ist beim Verzehr von Grundnahrungsmitteln meist nicht der Fall. Generell gilt: je weniger ein Nahrungsmittel „industriell bearbeitet“ ist, desto mehr Arbeit muss der Körper selbst leisten, um die Kohlehydrate in Glukose umzuwandeln, und desto moderater ist die Insulinreaktion.

Aber nicht alleine Kohlehydrate bewirken eine Insulinreaktion. Forscher der Universität Sydney fanden heraus, dass insbesondere die Kombination aus Eiweiß und Kohlehydraten (z.B. Fruchtjoghurt) den Insulinspiegel extrem ansteigen lassen und daher als ungesund einzustufen sind. Unerwarteter Weise fanden die Forscher auch bei Fleisch und Käse, die praktisch keine Kohlehydrate enthalten, einen verhältnismäßig hohen Insulin-Index.[14]

Wie so oft, findet man auch zu diesem Thema ein Für und Wider. Hauptsächlich bezieht sich dies jedoch auf den Aspekt der Gewichtsreduzierung bei einer Ernährung nach dem Glykämischen Index (GI).

Hierzu mein Resümee: Der als Laborparameter entwickelte GI und entsprechend die daraus abgeleiteten Tabellen sind für die alltägliche Ernährung wenig praxisgerecht. Sie beschreiben nämlich die Blutzuckerreaktion auf die Zufuhr von 100 g Kohlehydraten, die über ein bestimmtes Lebensmittel zugeführt werden, und nicht die Reaktion auf 100 g Lebensmittel.

Beispiel: Der GI von gekochten Möhren wie auch von Baguettebrot liegt bei 70. Da Möhren sehr kohlehydratarm sind, müssten rund 1,6kg Möhren gegessen werden, um so 100g Kohlehydrate zuzuführen - bei Baguettebrot reichen 200g für 100g Kohlehydrate.

Sinnvoller wäre der bereits auf der letzten Seite erwähnte Insulin-Index,[15] der sich nicht auf den Blutzuckerspiegel, sondern auf die damit verbundene Erhöhung des Insulinspiegels bezieht. In vielen Fällen sind GI und Insulin-Index zwar proportional, manchmal aber eben nicht. Verschiedene Nahrungsmittel wie Fleisch oder Käse verursachen einen Insulinanstieg, obwohl keine Kohlehydrate enthalten sind. Einige Nahrungsmittel erzeugen auch Insulinreaktionen, die dem Kohlehydratgehalt oder dem Glykämischen Index nicht entsprechen.

Weißbrot erhält per Definition den Wert von 100 im Insulin-Index (wie auch im GI). Besonders hohe Insulinanstiege sind bei Kartoffeln (121), weißen Bohnen (120) und Gummibärchen zu verzeichnen (160). Im Vergleich zur Kohlehydratmenge besonders niedrige Insulinanstiege sind zu verzeichnen bei (weißen) Nudeln (40) und Reis (79). Überraschend hat Fleisch (praktisch ohne Kohlehydrate) einen Insulin-Index von 51 und Käse von 45 zur Folge.

Die tatsächliche Blutzuckerreaktion hängt überdies stark davon ab, welche Lebensmittel bei einer Mahlzeit zusammen verzehrt werden. Die GI-Werte der einzelnen Lebensmittel dürfen nicht einfach addiert werden; das führt zu falschen Ergebnissen. Und es gibt starke individuelle Schwankungen: das gleiche Lebensmittel verursacht bei verschiedenen Personen nicht denselben Anstieg des Blutzuckerspiegels.

Ein wirksames Mittel, um die Schwankungen des Blutzuckerspiegels auszugleichen, ist der Heilpilz Coprinus comatus (Schopftintling).*

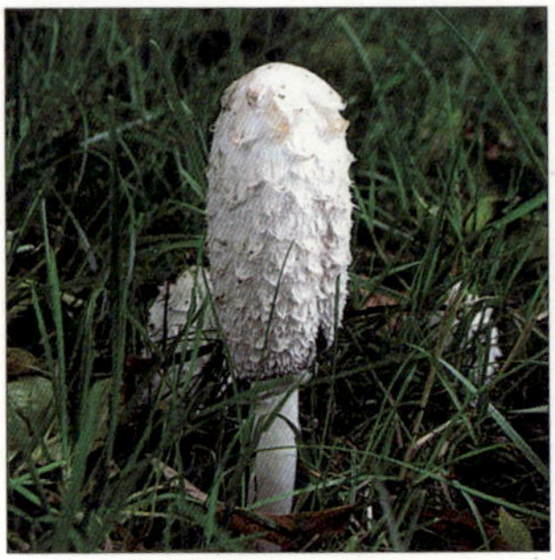

Coprinus comatus
(Schopftintling)

Bereits 1934 fanden erste Untersuchungen zur blutzuckersenkenden Wirkung des Coprinus statt. Dabei konnte kein nennenswerter Unterschied zwischen dem Coprinus und dem traditionell in der Schulmedizin eingesetzten Antidiabetikum Tolbutamid festgestellt werden. Daher findet er hauptsächlich in der komplementären Diabetes-Therapie Verwendung, hauptsächlich zum Ausgleich der Blutzuckerschwankungen bei beginnendem Diabetes II.

Anders, als bei der rein schulmedizinischen Behandlung, wirkt der Coprinus neben der Regulierung des Blutzuckerspiegels jedoch auch hemmend auf Entzündungen und kann die Auswirkungen von diabetischen Herz- Kreislauferkrankungen verhindern. Dabei schützen die Biovitalstoffe des Coprinus die Arterien vor Beschädigungen und verhindern somit Arteriosklerose. Auch Ablagerungen in den Arterien werden bei längerer Einnahme beseitigt, so dass sich Durchblutungsstörungen verbessern.

Da der Coprinus auf die Langerhans´schen Inselzellen der Bauchspeicheldrüse eine Schutzwirkung ausübt, ist sein Einsatz auch bei Diabetes I sinnvoll.

In Asien wird er traditionell gegen Verstopfung und zur Behandlung von Hämorrhoiden eingesetzt. In Tierexperimenten konnten chinesische Wissenschaftler die Antitumorwirkung des Pilzes nachweisen: eine 100-prozentige Hemmung des bösartigen Bindegewebsgeschwulsts Sarkoma 180 und eine 90- prozentige Hemmung des Ehrlichs-Karzinoms.

*Der zunächst weiße Schopftintling nimmt mit zunehmendem Alter eine tintenähnliche schwarze Farbe an und löst sich zerfließend selbst auf. Obwohl er auch ein vorzüglicher Speisepilz ist, findet er aufgrund seiner kurzen Haltbarkeit in der Küche kaum Verwendung. Er wird hauptsächlich von Liebhabern kultiviert, die die Ernte schnell verwerten oder durch Blanchieren und Einlegen die Autolyse verhindern.

Nebenwirkungsfreies Süßen mit Stevia und Xylit

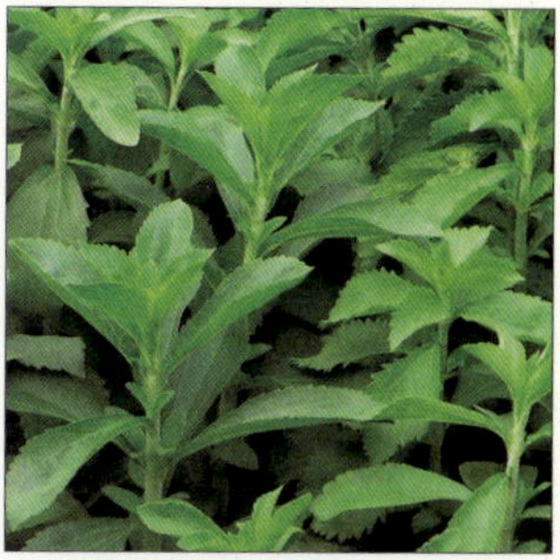

Stevia ist in Südamerika mit vielen Arten vertreten. Doch nur Stevia rebaudiana enthält Steviosid, ein Molekül, das bis zu 300 mal süßer ist als Zucker aber ohne dessen Nachteile und ohne jegliche Nebenwirkungen.

Stevia wird seit Jahrhunderten in Mittel- und Südamerika als Heilpflanze und zum Süßen von Mate-Tee verwendet, hat in neuerer Zeit aber vor allem in Asien einen hohen Marktanteil als Süßungsmittel gewonnen. Von Limonade über Kaugummi und Sojasauce, von Eiscreme bis Gebäck oder auch Zahnpasta wird vor allem in Japan und Korea eine Vielzahl von Produkten mit Stevia gesüßt.

Dabei ist Stevia praktisch kalorienfrei, beeinträchtigt den Blutzuckerspiegel nicht und verursacht kein Karies. Somit ist es ideal zum Abbau von Übergewicht geeignet und auch Diabetiker können mit Stevia Gesüßtes ohne Reue und ohne Insulinspritze geniessen.

Bei ADS-Kindern wurde beobachtet, dass sie weniger zappelig und weniger aggressiv sind, wenn Zucker durch Stevia ersetzt wird. Trotz all dieser Vorzüge hat sich die zuständige EU-Behörde sehr schwer getan, diese Pflanze und ihre Produkte auch für uns Europäer zuzulassen. Erst seit Dezember 2011 ist nun endlich die Bewilligung da und Stevia wird nun auch hier seinen Siegeszug antreten. Es ist bereits in vielfältiger Form erhältlich: als Konzentrat in flüssiger Form, als Tabs, oder getrocknete Blätter.[16]

Derzeit leiden mehr als 6 Millionen Menschen an einem medikamentös behandelten Diabetes mellitus (90% davon an Typ-II-Diabetes) und nach Expertenschätzungen befinden sich rund 11 Millionen Menschen in einem Vorstadium des Typ-II-Diabetes (Prädiabetes).

Xylit (Xylitol) ist seit 1891 in der organischen Chemie als Fünf-Kohlenstoff-Zucker bekannt, aber erst durch die Zuckerknappheit im zweiten Weltkrieg wurde er als Süßstoff für Nahrungsmittel „entdeckt."

Xylit kommt in Obst und faserreichem Gemüse vor, vor allem in Mais aber auch in Hartholz und Birkenrinde (daher auch Birkenzucker genannt). Im gesunden Körperstoffwechsel werden ganz natürlich 5-15 Gramm davon täglich als Stoffwechselzwischenprodukt beim Traubenzuckerabbau gebildet.

Anders als der säurebildende Rohrzucker und andere Zuckeraustauschstoffe (wie z.B. Sorbit) hemmt Xylit das Bakterienwachstum schädlicher Bakterien und wirkt basenbildend. Dabei sieht Xylit genauso aus, wie der gewohnte Industriezucker und schmeckt auch so. Während Zucker jedoch schädlich für uns ist, stärkt Xylit das Immunsystem, schützt vor chronisch degenerativen Krankheiten und hemmt den Alterungsprozess. Auch in Bezug auf die Gesundheit von Zahnfleisch und Zähnen verkehrt Xylit die zerstörerischen Auswirkungen von Zucker ins Gegenteil.

Das ist umso bedeutsamer, seit bekannt ist, dass Zahnfleischinfektionen das Risiko eines Schlaganfalls verdoppeln, das Risiko eines Herzinfarktes verdreifachen und das Risiko für Frühgeburten erhöhen können. Auch bei der Entstehung von Bronchitis, Lungenentzündung und Lungenemphysem gibt es diese Korrelation. Tatsächlich sind die Bakterien, die Zahnfleischentzündungen auslösen, dieselben, die später das Herz und die Arterien angreifen.[50]

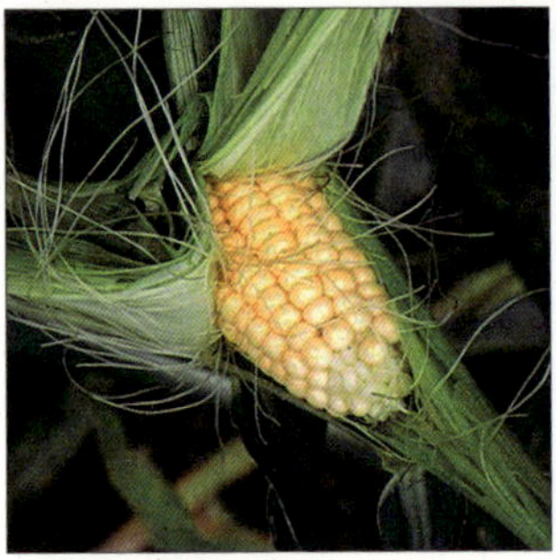

Xylit wird heutzutage hauptsächlich aus nicht gentechnisch veränderten Maiskolbenresten hergestellt. Im Handel ist es als Zuckerersatz (Lebensmittelzusatzstoff E967) erhältlich. Auch mit Xylit gesüßte Zahnpflegekaugummis, Lutschbonbons, Nusscreme, Schokolade und Trink-Schokolade werden angeboten.

Wie Stevia, wird Xylit vom Menschen insulinunabhängig verstoffwechselt. Es lässt den Blutzuckerspiegel nur unwesentlich ansteigen und der Nährwert in Kalorien beträgt nur 60% des Nährwertes von Rohrzucker. Aufgrund des anders gearteten Stoffwechsels von Tieren kann Xylit bei einigen Tierarten, wie Hunden, Rinder, Ziegen und Kaninchen jedoch schon in geringen Mengen einen lebensbedrohlichen Abfall des Blutzuckerspiegels bewirken. **Wer Haustiere hält muss das unbedingt beachten!**

Da Xylit im Darmtrakt nur langsam resorbiert wird, dort Wasser bindet und so den Stuhl verflüssigt, kann bei Einnahme von mehr als 20-30g pro Tag eine abführende Wirkung auftreten, welche nach einer Gewöhnungsphase verschwindet. Es wurden in Studien Einnahmen von 200g Xylit täglich problemlos vertragen (bei Sorbit besteht diese Anpassung nicht, daher wirkt Sorbit immer abführend).[3]

Mehrere Hundert Studien haben gezeigt, dass die Sucht nach Süßem nachlässt, wenn Zucker durch Xylit ersetzt wird. Bedenkt man, welch weitreichende Auswirkungen das auf unser Gesundheitswesen haben könnte, ist es erstaunlich, das Xylit nicht besser bekannt ist.

Wer Kaffee gerne süß mag und Stevia dafür verwenden möchte, wird von dem stark bitteren Beigeschmack enttäuscht sein. Nicht so mit Xylit! Es eignet sich ideal zum Süßen von Kaffee - und nicht nur dafür.

Essentielle Lebensmittel (eine kleine Auswahl)

Bio V.C.O.-KokosÖl - Bereicherung für die tägliche Küche

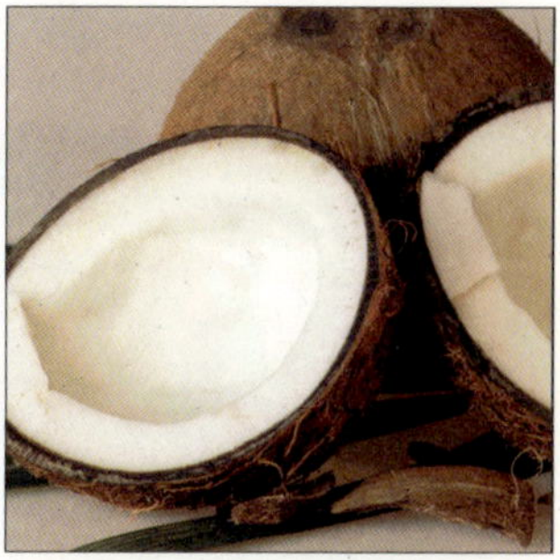

Für die Herstellung von VCO-KokosÖl werden die Kokosnüsse von Hand verarbeitet.

Die in den letzten Jahren so vehement verbreitete Antifetthysterie ist in Fachkreisen mittlerweile wieder sehr umstritten, und das zu Recht: wir brauchen mehr Fett, als wir vielleicht glauben!

Fett dient vor allem als Energiereserve. Fettlösliche Vitamine können nur bei ausreichendem Fettangebot absorbiert werden. Eine zu geringe Fettaufnahme ist generell ungesund. Fettarme und kohlenhydrathaltige Kost hat einen sehr geringen Sättigungswert. Hierdurch wird man schnell wieder hungrig und isst letztlich mehr. Außerdem werden überflüssige Kohlenhydrate in Körperfett umgewandelt. Fettreiche Nahrung dagegen schmeckt nicht nur besser, sondern wird auch langsamer verdaut und sättigt dadurch länger.

Ohne Frage brauchen wir die essentiellen ungesättigten Fette. Die Omega-3-Fettsäure ALA (Alpha-Linolensäure) findet man vor allem in kaltgepressten pflanzlichen Ölen wie Leinöl, Hanföl, Walnussöl, Weizenkeimöl und Rapsöl (die wichtigste Omega-3-Fettsäure DHA ist auf Seite 14 beschrieben).

Jedoch, die noch heute weit verbreitete medizinische Schulweisheit, Kokosfett sei gesundheitsschädlich, weil es fast nur gesättigte Fettsäuren enthält, wird in „Das Kokos Buch" von Peter Königs schlüssig widerlegt. Fett ist nicht ungesund, nur ein hochwertiges Fett muss es sein.

Zwischen kaltgepresstem V.C.O. (Virgin Coconut Oil, naturbelassenes KokosÖl) und herkömmlichem Kokosfett liegen allein schon vom Herstellungsverfahren her Welten.

Das übliche Verfahren ist die Pressung von COPRA. Dies sind unter Einsatz von Leichtbenzin extrahierte und raffinierte Fette, die zuvor bei über 120°C mehrere Tage lang in Öfen getrocknet werden. Unter Einsatz von Schwefeldioxid oder anderen Mitteln wird das herkömmliche Kokosfett dann zusätzlich konserviert. Bei vielen Kokosfetten erfolgt noch die Härtung der (ca. 8%) ungesättigten Fettsäuren. Dabei entstehen ungesunde Transfette und der Konsum dieser Produkte ist nicht ratsam.

V.C.O.-KokosÖl* ist hingegen ein reines, naturbelassenes Produkt, das aus kontrolliert biologisch angebauten Kokosnüssen durch kalte Pressung gewonnen und nur filtriert wird. Es wird nicht gebleicht, desodoriert, gehärtet oder raffiniert und behält alle seine natürlichen Inhaltsstoffe. Auch der typisch liebliche Duft und der Geschmack nach Kokos bleiben erhalten. V.C.O.-KokosÖl ist unraffiniert bis zu 24 Monate haltbar. Es unterscheidet sich von anderen pflanzlichen Ölen und Fetten vor allem dadurch, dass es überwiegend aus gesättigten Fettsäureglyceriden besteht und daher sehr oxidationsstabil ist. Daher wird es auch kaum ranzig.

In der Küche zeichnet sich KokosÖl durch seine hohe Hitzestabilität aus, weshalb es als Brat- und Frittierfett bestens geeignet ist. Es ist auch eine gesunde Alternative zu Butter und Margarine, da es die bekannten Nachteile von beiden Produkten nicht aufweist.

Kokosfett enthält zu rund 50 Prozent Laurinsäure, die bezeichnenderweise auch in der Muttermilch enthalten ist und der zahlreiche positive Eigenschaften zugeschrieben werden. Es findet auch Anwendung im kosmetischen Ayurveda und in pharmazeutischen Präparaten als Salbengrundlage.

Da KokosÖl den Stoffwechsel anregt, ist es sogar ein Mittel zum Abnehmen, wenn man gleichzeitig die übrige Fett- und Kohlenhydratzufuhr verringert. KokosÖl fördert die Verdauung und Nahrungsabsorption und ist eine gesunde und schnelle Energiequelle.

In gesundheitlicher Hinsicht werden dem KokosÖl viele positive Eigenschaften zugeschrieben:

- Abwehr von Viren, Bakterien, Parasiten und Pilzen
- Entzündungshemmung (z.B. bei Morbus Crohn)
- Abwehr von Osteoporose und Arteriosklerose
- Entlastung der Bauchspeicheldrüse
- Förderung gesunder Schilddrüsenfunktion
- Vorbeugung von Hautkrebs und Altersflecken
- Kräftigung des Haars und Verminderung von Schuppen[17]

***Öl oder Fett?**
KokosÖl erstarrt bei Temperaturen unter etwa 24°C zu einem festen Fett, in den tropischen Ursprungsländern ist es jedoch meist als flüssiges Öl bekannt. Deshalb sind beide Begriffe - KokosÖl und Kokosfett - durchaus zulässig, wenn auch etwas verwirrend.

V.C.O. in der täglichen Anwendung

V.C.O. ist ein ideales Brat- und Frittierfett, weil es im Gegensatz zu vielen anderen Pflanzenölen hitzestabil ist. Nicht nur für asiatische Gerichte im Wok, auch zum Beispiel für Gemüsebratlinge in der Pfanne ist KokosÖl eine gesunde Alternative.

KokosÖl eignet sich auch hervorragend zum Backen. Es ist sehr reichhaltig, und man braucht meist weniger Fett, als im Rezept angegeben ist.

Es ist auch die ideale Alternative als Brotaufstrich. Bei Zimmertemperatur ist es streichfähig wie Margarine. Probieren Sie mal ein Vollkornbrot mit KokosÖl und Fruchtaufstrich!

V.C.O. ist auch als Massageöl und für Ayurveda Anwendungen bestens geeignet, da es nur langsam in die Haut einzieht und für eine gute Griffigkeit beim Massieren sorgt.

KokosÖl kann auch zur Haarpflege und als angenehm duftendes und pflegendes Badeöl verwendet werden.

Olivenöl

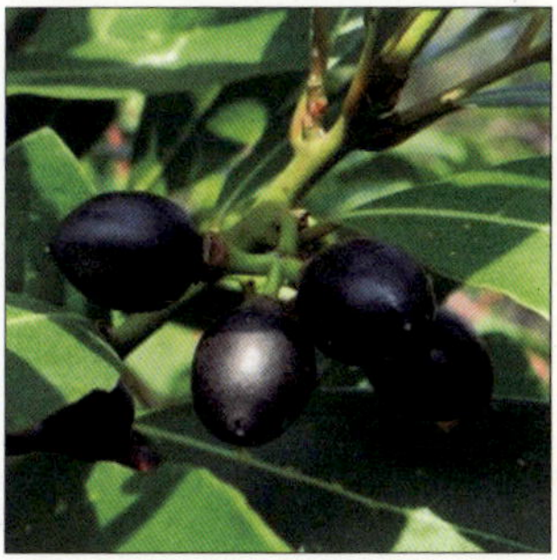

Die Produkte des seit der Antike verehrten Olivenbaums sind par excellence Sinnbild der mediterranen Küche. Hauptbestandteil des Olivenöls ist die Ölsäure, eine einfach ungesättigte Fettsäure, die, wie auch die anderen Fettsäuren des Olivenöls, zu den gesunden Fetten zählt. Auch ist es reich an natürlichem Vitamin E, Sterinen, phenolischen Verbindungen sowie Geschmacks- und Aromastoffen.

Die protektiven Eigenschaften von Olivenöl zur Vorbeugung von Herzerkrankungen, Krebs und Diabetes sind seit langem bekannt. Entscheidend ist hier die Verwendung ausschließlich hochwertiger Öle. Extra native (extra vergine) ist die höchste Güteklasse, und dies am besten in Bio Qualität.

In meiner Küche steht Bio Olivenöl, sowie auch die Oliven und Kapern von „Mani“. Diese, von dem deutschen Ingenieur Friedrich Bläuel vor 30 Jahren in Griechenland gegründete Firma, war Vorreiter für den biologischen Anbau und gewinnt regelmäßig höchste Auszeichnungen für ihre Produkte.

Himalayasalz - Kristallsalz in seiner ursprünglichsten Form

Eigentlich stammt Himalayasalz aus Salzminen im Norden der Provinz Punjab in Pakistan, ein Stück vom Himalaya Gebirge entfernt. Kritikern der angeblich falschen Begriffsbezeichnung zum Trotz - geologisch gesehen gehört diese Gegend zum Himalaya! Im Grunde geht es bei dem Begriff Himalayasalz jedoch letztlich um eine Handelsbezeichnung für ein unbehandeltes Kristallsalz, das aufgrund von Eiseneinschlüssen eine natürliche rosa Färbung erhält und einen sehr milden, angenehmen Geschmack aufweist.

Im Gegensatz zu industriell raffiniertem Speisesalz enthält dieses natürliche Kristallsalz neben Natrium und Chlorid noch eine Reihe von weiteren Mineralstoffen und Spurenelementen wie Calcium, Magnesium, Kalium und Eisen.* Meersalz enthält diese Elemente zwar auch, kann jedoch mitunter durch Schwermetalle belastet sein. Das ist bei Himalayasalz nicht der Fall.

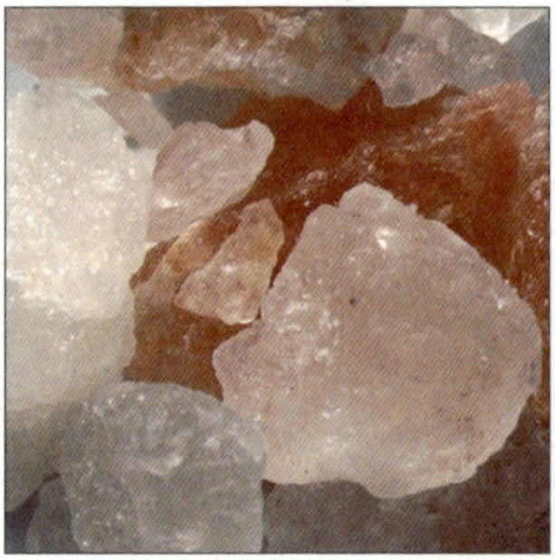

Längst ist Himalaya Kristallsalz kein Geheimtipp mehr, denn viele Spitzenköche schwören mittlerweile auf dieses mild aromatische Würzmittel. Es kann in der Küche und im Haushalt genauso verwendet werden wie handelsübliches Kochsalz. Aus den Steinen lässt sich eine Salzkristallsole für diverse Anwendungen, wie die Sole-Trinkkur, und als Flüssigwürze herstellen Das Granulat eignet sich für die Salzmühle ebenso, wie für wohltuende Salzkristall-Solebäder.

Das Kristallsalz aus Pakistan ist vor 250 Millionen Jahren durch die Austrocknung der Urmeere entstanden und lagert seither in den Salzbergen des Punjab. Dort werden die Salzkristalle mit traditionellen Methoden abgebaut, von Hand verarbeitet, mit Solewaschung gereinigt, in der Sonne getrocknet und dann zu verschiedenen Granulaten weiterverarbeitet.[18]

---

*Naturbelassenes Kristallsalz enthält praktisch alle Elemente, wenngleich manche auch nur in winzigen Spuren. Der Jodanteil in Kristallsalz ist minimal und kann keine ausreichende Jodversorgung sicherstellen (wie auch jodiertes Speisesalz - siehe Seite 19). Die Verwendung von erst raffiniertem und nachträglich jodiertem und fluoridiertem Speisesalz ist auch in der Fachwelt umstritten. **In jedem Fall aber steht Aluminiumhydroxyd, das dem üblichen Speisesalz als Rieselhilfe zugesetzt wird, in dringendem Verdacht, Alzheimer zu begünstigen.**

Afa Algen - Brainfood vom Klamath See

Die blaugrüne Ur-Alge vom Klamath Lake in Oregon, USA, von ihrer lateinischen Bezeichnung (Aphanizomenon flos-aquae) her Afa Alge genannt, ist ein ganzheitliches, unverfälschtes Nahrungsergänzungsmittel und wird von Ernährungsfachleuten wegen seiner Vielfalt an Nähr- und Vitalstoffen empfohlen.

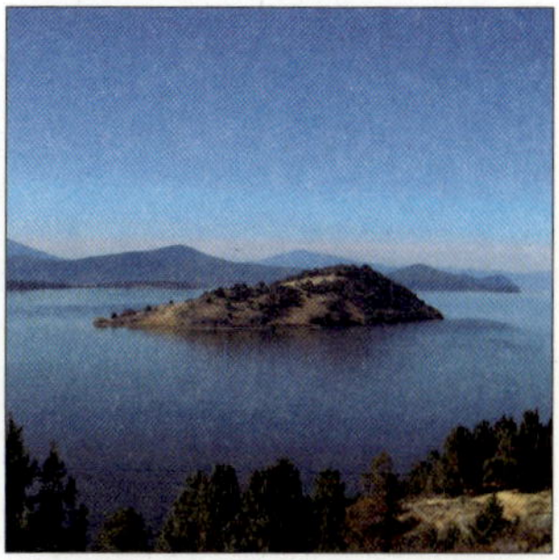

Der Upper Klamath Lake
(1262m ü.d.M. in Oregon)

Der Hauptbestandteil der Afa Alge sind hochwertige Proteine. Sie enthält alle essentiellen Aminosäuren in dem Spektrum, wie wir es brauchen.

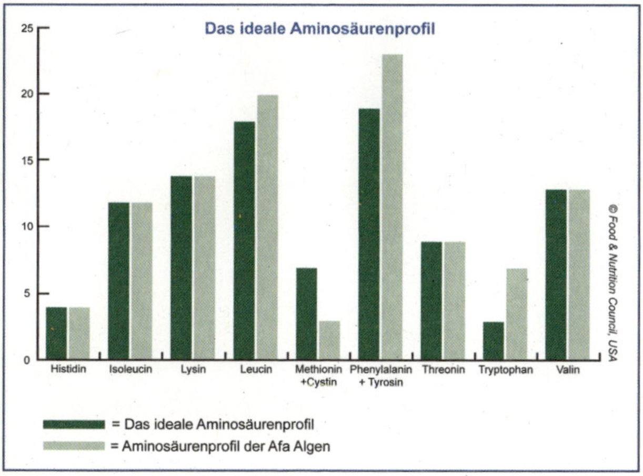

Als Cyanobakterien gehören Afa Algen weder in das Tier- noch in das Pflanzenreich. Sie waren die ersten Lebewesen, die unseren Planeten besiedelten und enthalten die Urinformation des Lebens.

Neben den sehr gut bioverfügbaren Eiweißen enthält sie Alpha-Linolen- und Gamma-Linolensäre, die im Körper eine wichtige Rolle spielen.

Wie der Name „Blaugrüne" Afa Algen schon sagt, enthält sie wertvolle Farbstoffe. Vor allem der seltene blaue Farbstoff **Phycocyanin**, der mit etwa **12 Prozent** einen wesentlichen Anteil der Afa Alge ausmacht, verleiht zusammen mit dem grünen Pflanzenfarbstoff Chlorophyll der Alge das charakteristische Erscheinungsbild.

Bisher wurden 23 Mineralstoffe in der Alge analysiert, die alle an Enzyme gebunden sind, was ihre Bioverfügbarkeit verbessert. Afa Algen sind auch eine gute Quelle für B-Vitamine, in erster Linie B1, B2 und auch B12, das vom Körper nach derzeitigem Wissenstand jedoch nicht vollständig genutzt werden kann. Eine nennenswerte Konzentration an Phenylethylamin (PEA), das bekanntermaßen stimmungsaufhellend wirkt, rundet den Organismus schließlich ab.[19]

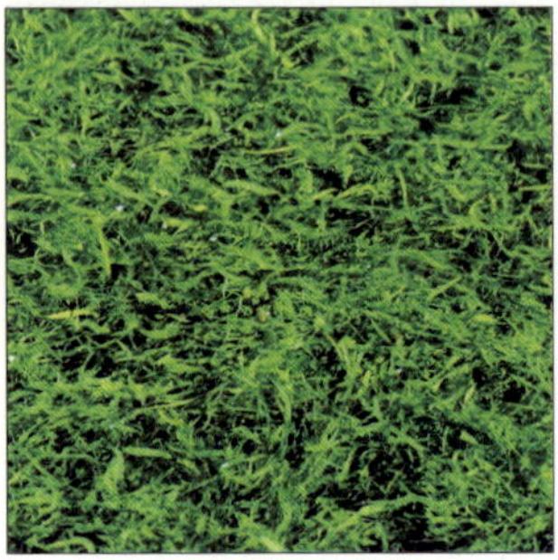

Afa-Algenblüte
kurz vor der Ernte

Bemerkenswerte Merkmale der Afa Alge:

Ein hoher Anteil an pflanzlichen Eiweißen (60-70%), die im Vergleich zu tierischen Produkten besonders gut vom Körper aufgenommen und verwertet werden.

Der grüne Pflanzenfarbstoff Chlorophyll hilft beim Aufbau neuer Blutzellen, unterstützt die **Entgiftung,** die **Regeneration von Strahlenschäden** und fördert die Wundheilung.[20]

Die blauen Farbstoffe (Phycocyanine) wirken direkt auf die Zelle, sowohl fördernd auf das Zellwachstum, als auch hemmend auf das Wachstum von Krebszellen. Sie verhindern das Enzym Cyclooxygenase, welches verantwortlich für die Synthese von schmerz- und entzündungsinduzierenden Substanzen ist.[21]

Nachweislich stimuliert die Afa Alge die Aktivierung der „natürlichen Killerzellen“, die bei der **Immunabwehr** auch besonders gegen Krebszellen eine wichtige Rolle spielen.[22]

Ein hohes Maß an B-Vitaminen, Eisen und auch verschiedene Fettsäuren begünstigen den **Zellstoffwechsel**.

Eine substantielle Konzentration von Phenylethylamin (PEA) steigert die **mentale Energie** und verbessert die Stimmung bei Depressionen.

Die Afa Alge stimuliert die Auswanderung (Migration) von Knochenmark-Stammzellen in den Organismus und steigert so die körpereigene Fähigkeit zur **Selbstheilung und Regeneration**.[23]

Afa Algen enthalten eine solche Fülle von Pflanzenwirkstoffen, dass der Chemieprofessor Dr. Karl Abrams sie als **das nährstoffreichste Lebensmittel** bezeichnet. Unter Liebhabern sind Afa Algen besonders als wertvolle Nahrung fürs Gehirn beliebt, da sie **klares Denken und gute Konzentration** fördern.

Regulierung von Verdauung & Darmmilieu

Enzyme

Wie bereits eingangs auf Seite sieben erwähnt - in jedem Augenblick unseres Lebens laufen in unserem Körper unzählige chemische Reaktionen ab. Diese Vorgänge sind ohne Enzyme nicht denkbar. Enzyme gehören in einem solch umfassenden Maße zum Leben, dass eine Definition dessen, was Leben eigentlich ist, auch heißen könnte: **Leben ist Enzymtätigkeit!**

Wachstum, Wärmehaltung, die Bewegung unseres Blutes, aber auch emotionale Prozesse oder unser Denken, all das hat seine physische Grundlage in der Tätigkeit von Enzymen in unserem Organismus.

Enzyme bestehen aus Eiweißstrukturen und dienen in den biochemischen Prozessen als Katalysator. Dabei ist jedes Enzym nur bei einer einzigen Reaktion einsetzbar. Hieraus wird deutlich, wie wichtig eine ausreichende Versorgung mit allen benötigten Enzymen ist.

Enzyme regeln:

- den Abtransport von Giften aus dem Körper
- den Abbau von Ablagerungen z.B. Cholesterin
- die Fließeigenschaften des Blutes
- die Freischaltung blockierter Nervenbahnen
- den Säure-Basen-Haushalt
- das Gleichgewicht im Magen und Darm
- das hormonelle System

Wie kommt es zu Enzymmangel?

- hoher Verarbeitungsgrad der Nahrung
- lange Lagerzeiten
- falsche Ernährung (Fast Food,...)
- Umweltgifte in Nahrungsmitteln

Menschen, die an Stress, Übergewicht und Bewegungsmangel leiden, haben häufig einen Mangel an Enzymen. Auch chronische Müdigkeit und Depressionen können Zeichen eines Enzymmangels sein.

Erst einige Hundert der ca. 2000 bisher bekannten Enzymsysteme sind in ihrer Wirksamkeit genau bekannt. Wissenschaftler schätzen, dass es wahrscheinlich 10.000 oder mehr verschiedene Enzyme gibt, die alle ihre jeweils spezifische Aufgabe in der Steuerung der Lebensvorgänge des Körpers erfüllen.[24]

Nahrungsenzyme

Etliche Enzyme bildet unser Körper selbst, aber viele sind auch in unserer Nahrung enthalten, soweit sie roh, frisch und unbearbeitet ist. Diese Nahrungsenzyme helfen vor allem bei der Verdauung der Nahrung. Nehmen wir rohes Obst oder Gemüse zu uns, so werden bis zu 70% dieser Kost bereits mit Hilfe der darin enthaltenen Enzyme verdaut.

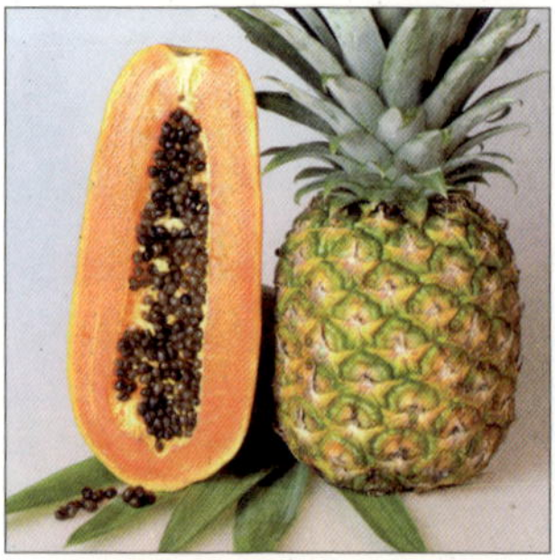

Papain aus der Papaya und Bromelain aus der Ananas sind zwei wichtige Nahrungsenzyme aus der Familie der Cysteinproteasen.

Hitze über 65 Grad C zerstört Enzyme. Ihre chemische Struktur bleibt dabei zwar erhalten, aber sie verlieren das, was sie zu Enzymen macht: ihre Enzymkraft, d.h. ihre Fähigkeit, als biologische Katalysatoren im Körper notwendige chemische Reaktionen, z. B. Verdauungsprozesse, zu veranlassen.

Kein Wunder, dass unsere Nahrung bei all dem gekochten, gebratenen, gedünsteten, durch Erhitzen haltbar gemachten Essen kaum noch Enzyme enthält. Denn was passiert nun? Unsere Bauchspeicheldrüse muss permanent Schwerstarbeit leisten, um all die Enzyme zu produzieren, die für die Verdauung erforderlich sind. Ist es da ein Wunder, dass die Bauchspeicheldrüse unter dieser Belastung krank wird?

Für unsere Gesundheit ist es wichtig, was und wie wir essen. Genau so entscheidend ist es aber, wie wir die aufgenommenen Speisen verdauen. Hier spielen Nahrungsenzyme, wie sie zum Beispiel in naturbelassener Kost vorkommen, eine bedeutende Rolle, denn diese werden zur Gewinnung von Körperenergie und zur Regelung aller Körperfunktionen benötigt. Die Fähigkeit, Nahrung richtig und vollständig zu verstoffwechseln, ist der Schlüssel zu unserer Vitalität!

Ein wesentlicher Punkt kommt hinzu: Wenn wir enzymreiche Kost zu uns nehmen, wird unsere körpereigene Enzymproduktion von der Herstellung von Verdauungsenzymen entlastet und hat freiwerdende Kapazität, um all die anderen Enzyme zu bilden, die für die Erhaltung oder Wiederherstellung unserer Gesundheit notwendig sind.

Daher verdienen neben den bisher beschriebenen Mikronährstoffen auch Nahrungsenzyme unsere Aufmerksamkeit. Diese können wir durch Rohkost oder entsprechende Ergänzung mit Enzym-Präparaten aufnehmen, um unser lebenspendendes Enzympotential zu erhalten.

Probiotika - für eine gesunde Darmflora

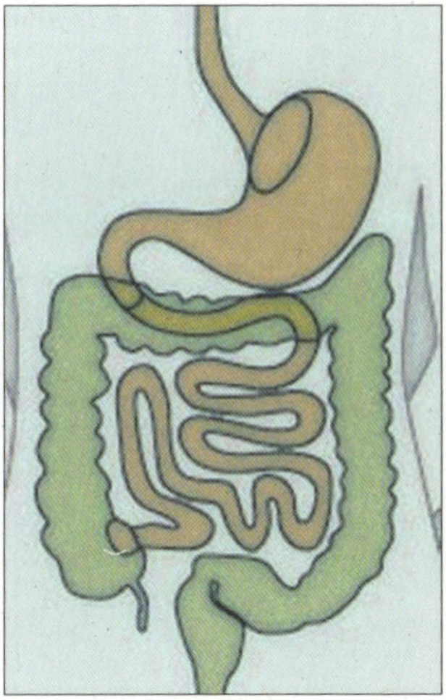

Der Darm ist das größte Immunorgan unseres Körpers. Eine wichtige Rolle für sein intaktes Funktionieren spielen die ca. 100 Billionen Bakterien der mikrobiellen Darmflora, die mit rund 400 verschiedenen Spezies und Subspezies ein komplexes ökologisches System darstellen. Ein wichtiger Teil davon sind die probiotischen Milchsäurebakterien, die für ihr Fortbestehen auf regelmäßigen Nachschub über die Ernährung oder über gezielte Aufnahme von Nahrungsergänzungen angewiesen sind.

Probiotika auf Basis von Milchsäurebakterien haben eine lange Tradition. Ilja Metchnikow (russischer Immunologe und Nobelpreisträger) erklärte schon zu Beginn des 20. Jahrhunderts, dass Milchsäurebakterien Fäulnisprozesse im Darm unterbinden. Die lange Lebensdauer der Bulgaren erklärte er mit dem hohen Verzehr von Kefir in diesem Land.

Die heutige Forschung bestätigt diese Annahmen. In großen internationalen und unabhängigen Studien zeigte sich, dass Probiotika:

die natürlichen Abwehrkräfte des Körpers stärken.

helfen, Infektionskrankheiten zu verhindern.

Durchfallerkrankungen (z.B. bei Rotaviren oder Antibiotikatherapien) verhindern oder die Erkrankungszeit verkürzen.

die Milchzuckerverdauung bei Menschen mit Laktoseintoleranz verbessern.

helfen, dass Schulkinder weniger erkranken.

die Wirksamkeit von Vitalstoffen (z.B. Vitaminen, Mineralien, sekundären Pflanzenstoffen) verbessern, da diese von einem gesunden Darm besser vom Körper aufgenommen werden können.

Doch Achtung: die Menge der Probiotika in speziell damit beworbenen Nahrungsmitteln wie Joghurt und neuerdings auch Quark, Käse oder Wurst, ist durchweg als gering bis vernachlässigbar einzustufen. Hinzu kommt, dass viele Bakterien während der Magenpassage zerstört werden.[25]

Dem kann begegnet werden, indem für ein Probiotikum nur Milchsäurebakterien ausgewählt werden, welche eine natürliche Resistenz gegen Magensäure aufweisen. Ein wichtiger Vorteil der natürlichen Magensaftresistenz ist die Möglichkeit, im Endprodukt auf schützende Hilfs- und Zusatzstoffe zu verzichten, die den Organismus nur unnötig belasten. Diese werden ansonsten zugesetzt, um empfindliche, nicht-resistente Kulturen vor den Magensäften zu schützen.

Um die empfindlichen probiotischen Kulturen längere Zeit haltbar zu machen, wird den Zellen durch Gefriertrocknung Wasser entzogen, bis deren Stoffwechselaktivität praktisch den Stillstand erreicht. Sobald die Zellen erneut mit Wasser in Kontakt kommen, wird ihr Stoffwechsel wieder in Gang gesetzt und sie rekonstituieren sich zu biologisch aktiven, vermehrungsfähigen Organismen.

Dennoch verlieren auch gefriergetrocknete Kulturen allmählich innerhalb weniger Wochen bis Monate (abhängig von Stammeigenschaften, Lagerbedingungen und Umweltfaktoren) ihre Lebensfähigkeit. Um ausreichend hohe Keimzahlen im Endprodukt über die gesamte Lagerzeit zu gewährleisten, können die Bakterien mit zwei unterschiedlichen Maßnahmen stabilisiert werden:

Zunächst können die Kulturen bereits vor der Gefriertrocknung mikroverkapselt werden. Die Mikroverkapselung verleiht dem Zellgerüst der Bakterien Stabilität, so dass die empfindlichen Kulturen den Gefriertrocknungsprozess im Vergleich zu herkömmlichen Verfahren besser überstehen und in höheren Konzentrationen im Endprodukt enthalten sind. Während der anschließenden Lagerzeit sind sie so vor äußeren Einflüssen auch besser geschützt und haltbarer.

Nach Fertigstellung der Kapsel kann als zweite Maßnahme die Lagerstabilität durch die Auswahl optimaler Verpackungsmaterialien gesichert werden. Das Ziel ist ein möglichst hoher Schutz vor Sauerstoff und Wasserdampf. Hierfür bieten Alu-Alu-Blister die beste Option, d.h. die Kapseln werden beidseitig von einer Aluminiumschicht umhüllt, die undurchlässig gegenüber Sauerstoff und Wasserdampf ist.[26]

Last but not least: **Nur durch eine ausreichende Anzahl von Milchsäurebakterien** (ich empfehle 20 Mrd. Keime pro Dosis für Erwachsene) **kann eine entsprechende Wirkung erzielt werden.**

Rechtsmilchsäure & Regulate

Die Nutzung von rechtsdrehender Milchsäure (kurz auch Rechtsmilchsäure genannt) als Therapeutikum lässt sich weit zurückverfolgen. In den „Adelsstand" wurde die Milchsäuretherapie aber erst durch die Arbeiten von Prof. Dr. Seeger und Dr. Kuhl erhoben. Ihre Erkenntnisse motivierten viele Therapeuten, Rechtsmilchsäure bei der Behandlung von Krebs und vielen anderen Erkrankungen einzusetzen.

Eine der Grundursachen eines gestörten Darmmilieus ist ein gestörter Säure-Basen-Haushalt. Damit einher geht eine Übersäuerung des Gewebes mit vielen krankmachenden Folgeerscheinungen.

Rechtsmilchsäure wirkt dem entgegen und hilft maßgeblich bei einer effektiven Milieusanierung des Darms. Die gleichzeitige Einnahme von Probiotika (wie im vorhergehenden Kapitel beschrieben) **unterstützt dabei den Aufbau einer gesunden Darmflora.**

Eine wesentliche Eigenschaft der Rechtsmilchsäure ist die Korrektur des Blut-pH-Wertes. Bei einer Übersäuerung des Bindegewebes und insbesondere auch bei Krebserkrankungen tendiert der Blut-pH-Wert als Gegenreaktion zur Alkalose (Basenüberschuss). Dies hat fatale Auswirkungen auf die gesamten Stoffwechselvorgänge. So kann die Cortisolbildung stark verringert werden, und Adrenalin und die Schilddrüsenhormone können ihr Potential nicht mehr richtig entfalten. Bei Einnahme von Rechtsmilchsäure verbindet sich der abgespaltene Wasserstoff mit dem Bikarbonat des Blutes. Das entstehende Kohlendioxyd wird abgeatmet und der Blut-pH-Wert sinkt wieder auf ein normales Maß. Allein das löst eine wahre Lawine positiver Reaktionen aus.[27]

Eine Wirkung der Normalisierung des Blut-pH ist die gesteigerte Wirkung von Enzymen und Hormonen. Eine andere ist die Steigerung der Oxidationsfähigkeit der Zellen. Praktisch jede Erkrankung geht mit einer Störung der Oxidation einher, über die unsere Zellen ständig die für das Leben notwendige Energie herstellen. Ist die Oxidationsfähigkeit eingeschränkt, zwingt dies die Zellen zur Energiebildung durch Gärung. Damit einher gehen eine Fülle von Problemen, bis hin zur möglichen Entartung der Zellen. Rechtsmilchsäure verhindert das auf mehrfache Weise. Seeger konnte die oxidationssteigernde Wirkung hochdosierter Rechtsmilchsäure sogar an Tumorzellen nachweisen. Auch werden durch die Einnahme der Rechtsmilchsäure die Erythrozyten entlastet. Die Geldrollenbildung wird verhindert oder gar aufgelöst, das Zellmembranpotential wird aufrechterhalten und damit auch die Aktivität der Natrium-Kalium-Pumpe.[28]

Es lässt sich kaum eine Stoffwechselstörung finden, die nicht durch die Korrektur der vorgenannten Parameter verbessert werden kann.

Hieraus erklärt sich möglicherweise auch der enorme Erfolg bei regelmäßiger Einnahme von „Rechtsregulat® " (in Österreich und anderen europäischen Ländern unter „Regulat®" bekannt). Neben der Rechtsmilchsäure, von dem das Produkt seinen Namen hat, enthält Rechtsregulat eine Fülle von enzymatisch wirksamen Inhaltsstoffen, die nach einem aufwändigen, patentierten Verfahren (Kaskadenfermentation) hergestellt sind.

Die Herstellerfirma Dr. Niedermaier Pharma hat hier einen Weg gefunden, frische Früchte, Nüsse und Gemüse aus ökologischem Anbau stufenweise durch Fermentation, in rechtsdrehender Milchsäure gelöst, aufzuschließen und zu konzentrieren. Allergieauslösende Eiweißstrukturen werden zerlegt und verlieren ihr allergisches Potential. Durch die dynamisierend wirkende Kaskadenfermentation erhält man ein Vitalstoffkonzentrat, das eine hohe Bioverfügbarkeit aufweist und das die biologischen Regulationsvorgänge im Körper unterstützt und anregt.

Die vielfältigen Anwendungsmöglichkeiten von Rechtsregulat® sind eindrucksvoll in dem Ratgeber. „Damit müssen Sie jetzt leben? - NEIN Danke" beschrieben.[29] An dieser Stelle sei jedoch noch erwähnt, dass es mittlerweile auch **Regulat® Spezial Diabetic®** und **RegulatPro® Metabolic** gibt, beides Weiterentwicklungen die durch den Einsatz zusätzlicher Wirkstoffe noch gezieltere Anwendungen ermöglichen.

So enthält Regulat® Spezial Diabetic z.B. auch Bittermelone, die nachgewiesenermaßen einen positiven Einfluss auf den Zuckerstoffwechsel hat und Regulat-Pro® Metabolic enthält pro empfohlener Tagesdosis 15μg (600 I.E.) Vitamin D, den Tagesbedarf an Zink,

Mangan und Chrom, die einen positiven Effekt auf den Zucker- und Energiestoffwechsel haben, nennenswerte Mengen an Vitamin C, Vitamin B6 und B12, Folsäure, Thiamin, Riboflavin, Niacin, Pantothensäure sowie Magnesium.

In dieser Kombination nimmt RegulatPro® Metabolic auch Einfluss auf die Normalisierung des Eiweißstoffwechsels, unterstützt normale, Immun-, Muskel- und Bindegewebsfunktionen, stärkt das antioxidative Schutzsystem und ist auch für eine ausgewogene Elektrolyt-Balance und Nervenfunktion wichtig.

Erste Forschungen zur Wirkung von RegulatPro® Metabolic überraschten mit einem sensationellen Ergebnis, nämlich **einer Verdopplung des intrazellulär gemessenen ATP, also letztlich der Zellenergie!**[51] Dieses Ergebnis muss noch verifiziert werden; es würde aber erklären, warum RegulatPro® Metabolic auch unter Sportlern immer beliebter wird.

Auch zur Pflege von Zahnfleisch und Mundflora (siehe auch Seite 32) haben sich die Regulate bestens bewährt. In **Regulat® Dent** wirkt Cranberry zusätzlich vor aggressiven Bakterien und Ingwer wirkt entzündungshemmend und durchblutungsfördernd.

Heidelberger´s 7-Kräuter-Pulver

Als Ergebnis einer über 50 jährigen Erfahrung mischte Bertrand Heidelberger aus den sieben Kräutern Wermut, Schafgarbe, Wacholder, Anis, Fenchel, Kümmel und Bibernelle ein Pulver, das besonders auf die Lösung und Absonderung von Schleim im Körper wirkt. Dies entlastet Leber und Niere, wirkt blutreinigend und entgiftend und hat einen positiven Einfluss auf das Stoffwechselgeschehen im Körper.

Schon Paracelsus glaubte an die Selbsthilfe der Natur und des menschlichen Organismus und verwendete für seine Therapie fast ausnahmslos einheimische Pflanzen.

Schon jedes Einzelne der sieben Kräuter ist ein wahres Wunder an Heilkraft, doch durch das synergistische Zusammenwirken der verschiedenen Bitterstoffe kann in harmonischer Weise die Gesundheit gestärkt und ein Gleichgewicht der Körpersäfte wiederhergestellt werden.

Durch die tägliche Einnahme seines speziellen Kräuter-Pulvers konnte Bertrand Heidelberger sich bis ins hohe Alter gesund erhalten.[30]

Immunabwehr & Allergien

Das Geheimnis von aktivem Manuka Honig

Honig ist schon seit Jahrtausenden als Heilmittel bekannt, vor allem durch seine antibakteriellen Eigenschaften. Der neuseeländische Manuka Honig hat jedoch eine vielfach stärkere Wirkung als andere Honigarten.

Aktiver Manuka Honig aus Neuseeland ist für viele noch ein Geheimtipp, dabei ist seine Wirksamkeit längst wissenschaftlich erwiesen. Er wird bereits weltweit von Ärzten, Kliniken und Therapeuten mit großem Erfolg eingesetzt.

Trotz intensiver Forschung konnte man die Frage nach dem entscheidenden Wirkstoff in diesem besonderen Honig lange Zeit nicht beantworten. Erst vor wenigen Jahren kam das Team um Professor Dr. Henle an der Technischen Universität Dresden dem Geheimnis von Manuka-Honig auf die Spur. In einer vergleichenden Studie identifizierte er den Wirkstoff Methylglyoxal, der nur in einigen Manuka-Honigen in ungewöhnlich hoher Konzentration vorkommt.

Manuka Honig stammt vom neuseeländischen Manukastrauch (Leptospermum scoparium) ab, ein Strauch, dessen pharmakologische Inhaltsstoffe für die besondere Wirkung verantwortlich sind.

Normale Honige, deren wesentlich schwächere antibakterielle Wirkung hauptsächlich auf Wasserstoffperoxyd beruht, enthalten eine nur unbedeutende Menge an Methylglyoxal.

Viele wissenschaftliche Studien belegen inzwischen die Wirkung von Manuka Honig. Prof. Molan von der University of Waikato in Neuseeland forscht seit über 20 Jahren und hat in zahlreichen medizinischen Publikationen die vielfältigen Anwendungsmöglichkeiten des Manuka-Honigs beschrieben.

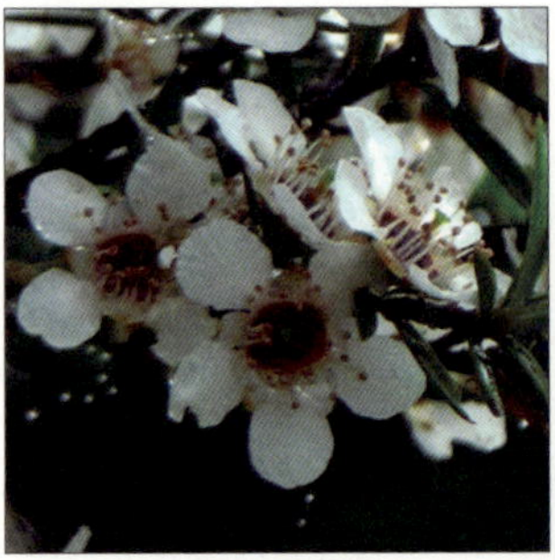

Manukablüte

Professor Dr. Henle bezeichnet Methylglyoxal als hauptverantwortlich für die konkurrenzlose Wirksamkeit und nennt es „das antibakterielle Prinzip von Manuka-Honig“ - denn je höher der Gehalt an Methylglyoxal, desto größer ist die antibakterielle Aktivität des Honigs.

Anwendungen von aktivem Manuka Honig:

In der Humanmedizin:

- Bakterielle Infekte
- Halsschmerzen
- Nasen-/Nebenhöhlenentzündungen
- Entzündungen in Mund und Rachen
- Entzündungen der Magen-/Darmschleimhaut
- Gastritis und Magengeschwüre
- Bekämpfung von Helicobacter pylori
- Unterstützung des Immunsystems
- Nach Zahnextraktionen
- Schwer heilende Wunden
- Infizierte Wunden
- Diabetisches Bein
- Dekubitus
- Schürf- und Schnittwunden
- Infektionen durch MRSA - Krankenhauskeim

In der Tiermedizin:

- Infizierte Wunden
- Bisswunden
- Einsatz nach OP´s und Zahnextraktionen
- Unterstützung des Immunsystems
- Wunde Hundepfoten
- Bakterielle Infekte
- Entzündungen der Magen-/Damschleimhaut
- Furunkel und Abzesse [31]

Propolis

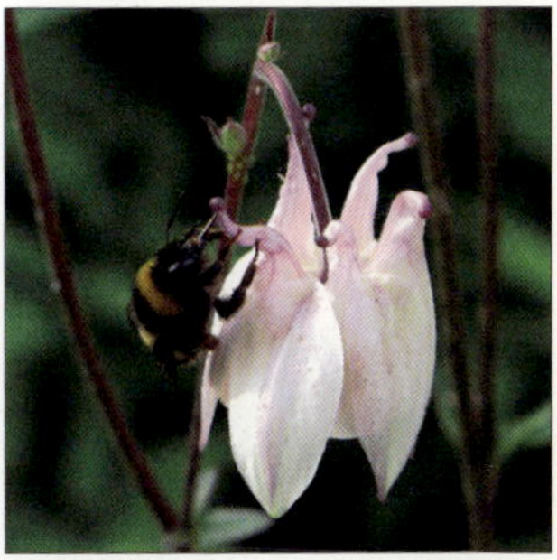

Ähnlich wie Manuka Honig, nur nicht so wohlschmeckend, sind auch Propolis Tropfen ein natürliches Antibiotikum. Propolis besteht aus eigenem Drüsensaft der Bienen, vermischt mit harzigen Überzügen verschiedener Baumknospen. Propolis Tropfen (als alkoholische Lösung) können äußerlich angewendet werden (Verletzungen, offene Wunden) oder aber eingenommen werden (bei Grippe, Entzündungen, Halsschmerzen, sowie zur Vorbeugung und zum Schutz vor Infektionen).

Achtung: Bei nässenden Geschwüren kein Propolis verwenden, da es das Leiden verschlimmern kann.

Sechs Vitalpilze zur Breitbandstimulation des Immunsystems

Vitalpilze helfen bei der Aufrechterhaltung unserer Gesundheit, weil sie entscheidend bei der Wiederherstellung der Homöostase mitwirken. Dies ist das Gleichgewicht von allen im Organismus ständig ablaufenden Prozessen, wie z.B. dem Mineralstoff-, Enzym-, Hormon-, Wasser-, Elektrolyt- und Immunzellengleichgewicht. Sie können etwa bei einem Menschen mit einer Überaktivität des Immunsystems, wie dies bei Allergien der Fall ist, ebenso ausgleichend wirken wie bei einer mangelnden Immunabwehr.[32]

Bei der Immunabwehr wirken über 230 verschiedene Zellen mit. Zellen mit Namen wie „T-Zellen“, „Makrophagen“ und „natürliche Killerzellen“. Jede dieser Zellen spielt eine wichtige Rolle, je nachdem auf welcher Ebene das Immunsystem angegriffen wird. Um die Immunabwehr in ihrer gesamten Bandbreite zu stimulieren, benötigt unser Körper daher eine Fülle von Immunmodulatoren.

Durch die Kombination der nachfolgend beschriebenen sechs bedeutenden Vitalpilze enthält zum Beispiel das Produkt Mykoplus über 200 Immunmodulatoren, die das Abwehrsystem als Ganzes auf ausgleichende Weise stimulieren.

1. Agaricus Blazei Murill (ABM):

Erst vor ca. 40 Jahren von einem japanischen Forscher in Brasilien entdeckt, wird der ABM durch seine wachsende Popularität heute kaum noch in freier Natur gefunden. Weltweit wird er in Kulturen angebaut, insbesondere in Japan, Korea, China, USA und natürlich in seinem Ursprungsland Brasilien, wo er auch „Pilz des Lebens“ genannt wird.

Die wesentlichen Inhaltsstoffe dieses Pilzes sind die Alpha- und Beta-Glucane, die eine stark antitumorale Wirkung haben. Der ABM enthält mehr dieser speziellen Polysaccharid-Komponenten als die aus China bekannten Heilpilze Reishi, Shiitake und Maitake. Bei einem Laborversuch über die Antitumorwirkung von zwanzig verschiedenen Heilpilzen beeindruckte der ABM durch seine überlegene Wirksamkeit.

Seine enorme Stärkung des Immunsystems wird daher mehr und mehr in der begleitenden Krebstherapie genutzt. Bei einer Chemotherapie ist die Einnahme vorher, während der gesamten Dauer und auch danach sinnvoll. Der ABM erhöht nicht nur den Therapieerfolg, sondern lindert auch erheblich die Nebenwirkungen der Chemotherapie.

Neben seiner stark stimulierenden Wirkung auf das Immunsystem und damit einhergehenden Verbesserungen bei den verschiedensten Krebsarten wird der ABM auch bei Allergien, Arthritis, Arthrose, Angina Pectoris, Atemwegserkrankungen, Hepatitis, hohem Blutdruck, hohen Cholesterinwerten, hohem Blutzucker, Diarrhöe, Asthma, Non Hodgkin und Milzerkrankungen erfolgreich eingesetzt.

2. Reishi / Ling Zhi (Ganoderma Lucidum):

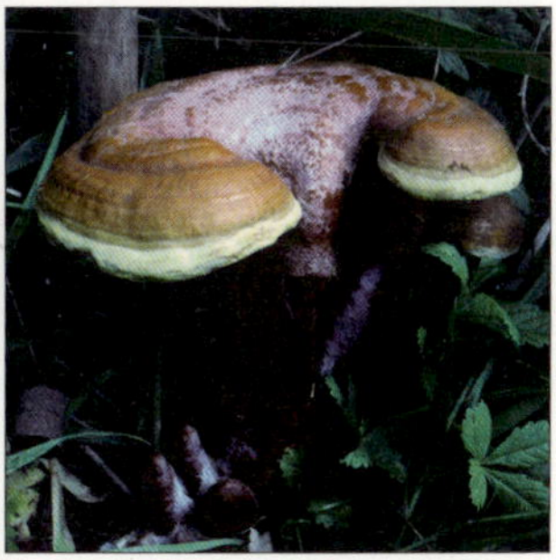

Der deutsche Name des Reishi Pilzes ist „Glänzender Lackporling"

In der Traditionellen Chinesischen Medizin (TCM) ist der Reishi eines der nachweislich potentesten Naturheilmittel.

Die TCM ordnet ihn in die höchste Klasse der Heilmittel ein. Die in diesem Pilz enthaltenen Substanzen wie Triterpene, Polysaccharide, Beta-Glucane, Steroide, Aminosäuren, Alkaloide, Nucleoside, Vitamine und Mineralstoffe wirken besonders immunstimulierend und aktivieren die antioxidativen Schutzsysteme.

Im Linus Pauling Institut für Wissenschaft und Medizin fand man heraus, dass der Reishi die Aktivierung der T-Zellen und die Antikörperproduktion stärkt. Beide spielen eine wichtige Rolle bei der Immunabwehr.

In China wird er unter dem Namen Ling Zhi seit ca. 4000 Jahren verwendet. Schon damals wurde er zur Behandlung von chronischer Hepatitis, Hypertonie, Arthritis, Neurasthenie, Insomnia, Bronchitis, Asthma und Magengeschwüren eingesetzt. Im Jahr 1578 wird der Ling Zhi im „Ben Cao Gang Mu", Chinas berühmtesten Arzneimittelbuch, unter anderem als lebensverlängernd erwähnt.

Der Reishi hat eine beruhigende und entspannende Wirkung auf das zentrale Nervensystem und fördert damit einen gesunden Schlaf.

Dr. Fukumi Morishege vom renommierten Linu Pauling Institut für Wissenschaft und Medizin hat di therapeutischen Wirkungen von Reishi in den letzte Jahrzehnten untersucht und kommt zu dem Ergeb nis:

„Meiner Meinung nach ist die beste präventiv Methode, Krebs zu verhüten, zur Zeit die Ein nahme von Reishi.“

3. Maitake (Grifola frondosa):

Der Maitake, auch Klapperschwamm genannt, wächs als Speisepilz auch in Europa. Der Pilz ist seit eini gen hundert Jahren in Asien sehr begehrt, da er eine hohen Gesundheitswert besitzt. Der Pilz enthält ein ganze Reihe an Biovitalstoffen. Neben dem hohe Gehalt an Ergosterol, der Vorstufe von Vitamin D sind vor allem die Polysaccharide Grifolan und Grifo lin bemerkenswert.

Intensiv hat sich Prof. Dr. Hiroaki Nanba, Immuno loge und leitender Professor für Mikrochemie an de Kobe University for Pharmacy und Mitglied der Japa nese Cancer Society, mit der Erforschung des Maitak befasst. Nach seiner Meinung kann der Maitake nich nur präventiv das Entstehen von Krebs und andere schweren Erkrankungen verhindern, sondern auc komplementär in der Krebstherapie angewendet wer den. Durch seine immunsystemstimulierenden Eigen schaften verringert er die Nebenwirkungen der Che motherapie.

Der Maitake ist jedoch auch bei Bluthochdruck un bei Diabetes wirksam.

Erste Klinische Studien bei Patienten mit Krebser krankungen im fortgeschrittenen Stadium ergabe signifikante Ergebnisse in Form von Tumorrück bildungen und symptomatischen Verbesserunge besonders bei Brust-, Lungen-, Leber- und Prosta takrebs. Etliche weitere Studien sind derzeit in Japa und den USA im Gange.

Der Maitake findet außerdem Anwendung bei HIV Infektionen, Osteoporose, Hepatitis, Arterioskleros Herzkranzgefäßerkrankungen und Herzrhythmusstö rungen, Übergewicht und bei Reizdarm.

4. Shiitake (Lentinula edodes):

In China wird der Shiitake bereits seit 1000 Jahren angebaut, denn er ist sowohl ein vorzüglicher Speisepilz als auch medizinisch vielseitig anwendbar. Neben dem Champignon und dem Austernseitling gehört er heute zu den meistangebauten Pilzen der Welt und hat als Speisepilz Eingang in die Feinkostabteilungen des Lebensmittelhandels gefunden. Um seinen hohen Gesundheitswert optimal zu nutzen, müsste er jedoch täglich gegessen werden.

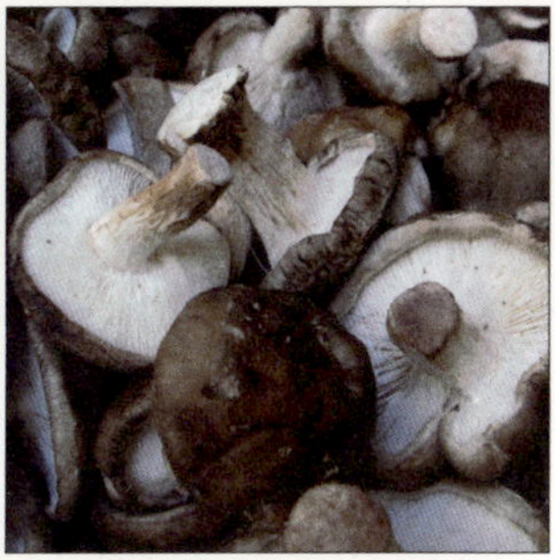

Der Shiitake ist sicherlich der bekannteste und legendärste asiatische Heilpilz. Seit 2000 Jahren gilt er als Lebenselexier und Blutaktivator.

In der fernöstlichen Volksmedizin Chinas und Japans wird er noch heute bei vielen unterschiedlichen Leiden angewendet. Aber vor allem hilft er vorbeugend gegen den Alterungsprozess.

Für viele der traditionellen Anwendungen des Shiitake gibt es heute wissenschaftliche Bestätigungen. So hat er nachgewiesenermaßen eine Schutzwirkung gegen den Grippe-Virus A und hilft bei Diabetes und Leberleiden. Durch die Forschungsarbeit von Joachim Eder an der TU München wurde auch der schon lange bekannte Einfluss auf die Blutfettwerte bestätigt. Wirkstoffe des Shiitake senken den LDL-Cholesterin-Spiegel und erhöhen den guten HDL-Spiegel. Er wirkt Arteriosklerose entgegen und hilft sogar effektiv bei der Reparatur von bereits geschädigten Gefäßwänden.

Der Shiitake beeinflusst auch die Killerzellen unseres Immunsystems und kann so das Wachstum von Tumoren eindämmen. In Japan wird ein Extrakt des Pilzes heute vor allem bei dem dort recht häufigen Magenkrebs erfolgreich eingesetzt.

5. Coriolus versicolor (Schmetterlingsporling):

In der Traditionellen Chinesischen Medizin (TCM) gilt der Coriolus als Leber und Milz stärkend. Er leitet Hitze und Toxine aus, ist ein Herztonikum, reduziert Schleim und wird komplementär bei Krebs, chronischer Hepatitis, Müdigkeit sowie bei Infektionen der oberen Luftwege empfohlen.

Besonders die beiden an Proteine gebundenen Polysaccharide PSP und PSK machen den Coriolus für die komplementäre Krebsbehandlung interessant, weil sie nachweislich das Immunsystem stimulieren und Tumore hemmen. PSK wurde bereits 1977 als offizielles Krebsmedikament aus Pilzen durch die japanische

Gesundheitsbehörde zugelassen, denn der Coriolus hatte sich bei einer Vielzahl von Krebserkrankungen als wachstumshemmend auf Tumore und Metastasen erwiesen. In etlichen Fällen wurde auch eine Tumorrückbildung beobachtet.

Auch bei entzündlichen Erkrankungen und Infektionen zeichnet sich dieser Pilz aus. In klinischen Studien wurde nachgewiesen, dass durch den Einsatz von Coriolus vermehrt Leukozyten, Lymphozyten, Monozyten, Makrophagen, Knochenmarkszellen und natürliche Killerzellen gebildet werden. Bei vielen Erregern wirkt er antibakteriell und antimykotisch.

Bei konventionellen Chemotherapien reduziert der Coriolus die belastenden und gefährlichen Nebeneffekte, ohne die Wirkung der Medikamente zu beeinflussen.

6. Cordyceps sinensis (Der kaiserliche Pilz):

Dieser Pilz ist eines der außergewöhnlichsten Mittel in der traditionellen tibetischen und chinesischen Heilkunde. Cordyceps wird besonders als kräftigendes Tonikum eingesetzt. Er stärkt den Nierenmeridian (die Yin-Energie) und den Lungenmeridian (das Qi oder die essentielle Lebensenergie).

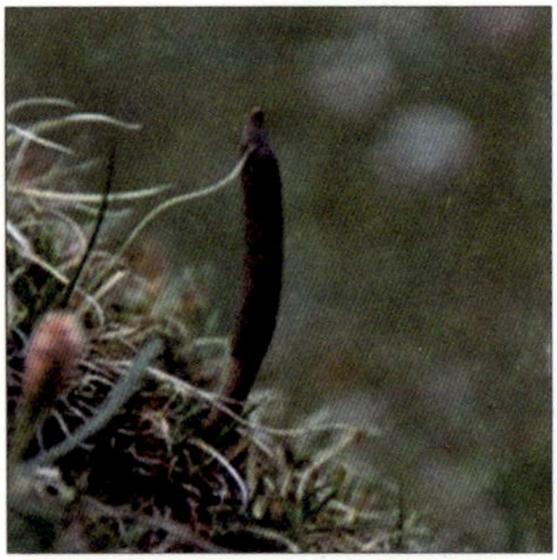

Cordyceps, auch chinesischer Raupenpilz genannt, stammt ursprünglich aus Gebirgslandschaften in Höhen von 3000-5000 Metern in Yünnan, Quinghai und einigen Orten in Mittel- und Nordchina sowie in Tibet und Nepal.

Er wird u.a. bei Müdigkeit, zur Anregung der Libido, bei Rheuma und bei Atemwegserkrankungen empfohlen.

In westlich orientierten Studien wurden die biochemischen Effekte von Cordyceps untersucht. Als Ergebnis ergaben sich:

Förderung der Energieproduktion in den Zellen

Höhere Nutzung von Sauerstoff im Körper

Antioxidative Wirkung im Körper – Verminderung der freien Radikale

Senkung des Cholesterinspiegels

Günstige Wirkung auf Herzkranz- und andere Blutgefäße

Ausgleich des Blutzuckerspiegels

Bei schwerwiegenden Erkrankungen sollte ein Extrakt aus den oben genannten Pilzen zum Einsatz kommen (z.B. Mykoplus Extrakt).

Kurkuma - stärkstes Naturheilmittel gegen Entzündungen

Kurkuma, auch Gelbwurz oder Tumerik genannt, ist eines der wichtigsten Mittel in der ayurvedischen Medizin. Es ist das stärkste **natürliche** entzündungshemmende Mittel, das man heute kennt.

In seinem sehr gut recherchierten und sehr empfehlenswerten „Anti Krebs Buch"[33] beschreibt David Servan Schreiber, dass Kurkuma auch zum programmierten Zelltod von Krebszellen (Apoptose) beiträgt und dass es das Zellwachstum hemmt. In Laborversuchen erhöhte es die Wirksamkeit der Chemotherapie.

Inder, die durch den hohen Curryverzehr im Durchschnitt 1,5-2g Kurkuma pro Tag konsumieren, haben achtmal weniger Lungenkrebs, neunmal weniger Dickdarmkrebs, fünfmal weniger Brustkrebs und zehnmal weniger Nierenkrebs als Menschen gleichen Alters im Westen. Und das, obwohl sie zahlreichen krebserregenden Stoffen in der Umwelt ausgesetzt sind, oft in einem viel schlimmeren Ausmaß als die Menschen im Westen.

Da Kurkuma in medizinischen Texten aus Indien, China, Tibet und dem mittleren Osten seit über 2000 Jahren erwähnt wird, hat einer der am meisten zitierten Krebsforscher, Prof. Dr. Aggarwal vom M.D. Anderson Cancer Center in Houston, die Wirkungen von Kurkuma intensiv erforscht. In 2005 führte er den Nachweis, dass es bei Mäusen, denen man Brustkrebszellen übertragen hatte, auf Tumoren wirkte, die auf eine Chemotherapie mit Taxol nicht mehr reagierten. Bei diesen Mäusen verringerte die Gabe verzehrsüblicher Dosen von Kurkuma auf eindrucksvolle Weise die Ausbreitung von Metastasen.

Hauptsächlich ist es das Molekül Curcumin, das diese Wirkungen auslöst. Wenn es jedoch nicht, wie dies bei der Curry-Gewürzmischung schon immer der Fall war, mit schwarzem Pfeffer vermischt wird, kann der Verdauungsapparat es nur sehr schlecht aufnehmen. **Schwarzer Pfeffer erhöht die Kurkuma-Absorption um ein Vielfaches.**

Die außerordentliche Wirksamkeit von Kurkuma rührt zu einem großen Teil daher, dass es in der Lage ist, mit dem schwarzen Ritter des Krebses, dem NF-Kappa B, zu interagieren. Dieses schützt normalerweise die Krebszellen vor den Selbstverteidigungsmechanismen des Körpers.

Die gesamte pharmazeutische Industrie sucht nach neuen, nicht toxischen Molekülen, die in der Lage sind, diesen gefährlichen Verbündeten der Krebszellen zu bekämpfen. Schon die bisherigen Forschungsergebnisse zeigen deutlich, dass Kurkuma ein machtvoller Gegenspieler von NF-Kappa B ist, und im Verlauf der 2000 Jahre, die es in der indischen Küche zum Einsatz kommt, hat es seine absolute Unschädlichkeit bewiesen.

Kurkuma und Schwarzer Pfeffer kann sehr gut an gekochte Gemüse, Suppen oder Salatsoßen gegeben werden. Zur regelmäßigen Einnahme empfehle ich jedoch Kapseln, die bereits die richtige Mischung der beiden Gewürze enthalten.

Allergien – Fehler im System

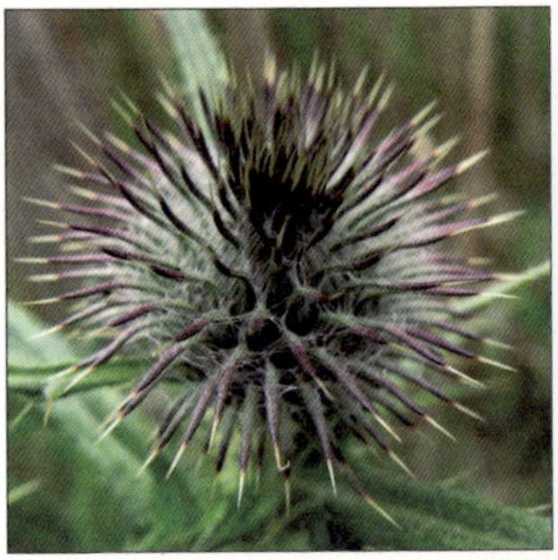

Allergisch auf etwas zu sein – ob auf Pollen, Bienengift, Staubmilben, Tierhaare, Schimmelpilze oder sogar Nahrungsmittel, wird heute schon medienwirksam als **„Volksseuche des 21. Jahrhunderts“** bezeichnet. Sofern das zutrifft, ist der moderne Mensch daran jedenfalls nicht unschuldig.

Eine wesentliche Ursache für die Zunahme allergischer Reaktionen ist unser übertriebenes „Hygienebewusstsein“. Es genügt nicht mehr, die Wohnung sauber zu haben, der Küchenfußboden oder die Toilette sollen „keimfrei“ sein. Dieser blanke Unsinn, der oft völlig absurde und ausufernde Gebrauch von chemischen Reinigern (vor allem solchen auf Chlorbasis), modernen Waschmitteln, Weichspülern und Kosmetika sowie der Behandlung von Lebensmitteln bis hin zu deren gentechnischer Veränderung, hat dazu geführt, dass wir kaum noch natürliche Abwehrkräfte entwickeln.

Schon Kinder werden abhängig von einer sterilen Umgebung, welche die Natur niemals für den Menschen vorgesehen hat. Daneben hat unser Immunsystem alle Hände voll damit zu tun, sich gegen die wachsende Menge an Umweltschadstoffen, Chemikalien und künstlichen Zusätzen in der Nahrung zu wehren. Die

Allergien sind aus medizinischer Sicht immer an eine Reaktion des Immunsystems gekoppelt. Ist dieses schwach oder anderweitig geschädigt, beginnt es auch auf banale Reize überschießend zu reagieren. Bei Allergikern provozieren winzig kleine Eiweißstoffe – so genannte Allergene – eine überschießende Immunreaktion. Unser Immunsystem erkennt ein Allergen als körperfremd, und bestimmte Immunzellen produzieren daraufhin spezielle Abwehrstoffe, die so genannten Antikörper, meist solche vom Typ IgE oder IgG. Allergien beruhen also im Grunde auf einer Fehleinschätzung unseres Organismus für äußere und innere Gefahren. Wird der Körper mit Viren oder Bakterien konfrontiert, ist eine Immunreaktion sinnvoll und notwendig, bei Allergien ist sie es aber eben nicht.

In den meisten Fällen bleibt es für Allergiker nicht bei sichtbaren Beschwerden der Schleimhäute (Augen, Nase, Atmung) und/oder der Haut, sondern es treten zugleich Verdauungsprobleme auf. Hier zeigt sich entweder eine akute Immunreaktion bei so genannten Kreuzallergien, oder aber die Beschwerden treten als verzögerte Nahrungsmittelallergien auf, deren Symptomatik so vielfältig sein kann, dass viele Schulmediziner noch große Probleme mit der Diagnostik haben. Oft werden deshalb gerade solche verzögerten allergischen Reaktionen auf Nahrungsmittel als „psychisch bedingt" oder gar „eingebildet" interpretiert, und die Betroffenen jahrelang fehlbehandelt bzw. mit ihrer Verzweiflung allein gelassen.

Pseudoallergien und Intoleranzen

Nicht alles, was heute so bezeichnet wird, ist tatsächlich eine Allergie. Von echten Allergien muss man so genannte Pseudoallergien, wie etwa Kontaktallergien (Nickel, Latex etc.) oder die „Sonnenallergie" (polymorphe Lichtdermatose) unterscheiden. Diese beruhen auf einer akuten Immunschwäche, bei der körpereigene Immunzellen (Mastzellen) auf äußere Reize (Sonne, Schweiß etc.) mit der Freisetzung von Substanzen reagieren, die allergieähnliche Wirkung haben. Dazu gehört vor allem das Histamin. Dieser Stoff verursacht die bekannten allergischen Symptome wie Hautausschläge, Juckreiz oder Atemnot. Manchmal reagiert der Körper auch auf Medikamente, Chemikalien oder Lebensmittelzusatzstoffe (Farb- und Konservierungsstoffe, Aromen und Antioxidantien) mit Abwehr. Hier liegt jedoch keine Allergie, sondern eigentlich eine akute Vergiftungserscheinung vor.

Von den echten Nahrungsmittelallergien, etwa einer Milchallergie, Getreideallergie, Allergien gegen Eier, Soja oder Fisch, unterscheidet man die Nahrungsmittelintoleranzen (Unverträglichkeiten ohne Immunreaktion). Solche treten häufig gegen das Getreideeiweiß Gluten (Gliadin), gegen Milchzucker (Laktose) oder Fruchtzucker (Fructose) auf. Intoleranzen entstehen, wenn dem Körper bestimmte Stoffe (Enzyme) fehlen, ohne die er gewisse Nahrungsbestandteile nicht oder nur ungenügend abbauen kann. Heute beobachtet man auch immer öfter eine Unverträglichkeit gegen das Histamin aus Lebensmitteln. Die Auslöser müssen in solchen Fällen rigoros vom Speisezettel gestrichen werden, um Beschwerdefreiheit zu erreichen. Vor allem bei Glutenintoleranz (Zöliakie oder einheimische Sprue) ist dies unbedingt notwendig, um ernste Folgeschäden zu vermeiden.

Was geschieht bei einer Allergie?

Der Ausdruck „Allergie“ stammt aus dem Griechischen „allos“ = anders, und „ergein“ = reagieren. Er bedeutet also, dass ein Allergiker anders auf bestimmte Stoffe oder Nahrungsmittel reagiert, als gesunde Menschen. Sein labiles Immunsystem glaubt, in diesen Substanzen „Feinde“ zu erkennen und reagiert mit der Produktion von Antikörpern (Antigenen) gegen das artfremde Eiweiß.

Wenn unser Organismus meint, Blütenpollen, Tierhaare, Staub oder bestimmte Nahrungsbestandteile „bekämpfen“ zu müssen, hat das Immunsystem bereits verlernt, zwischen gefährlichen und harmlosen Eindringlingen zu unterscheiden. Diese Immunschwäche macht den Körper wiederum empfänglich für immer neue Allergien und vermeintliche Angreifer – ein Teufelskreis.

Unter den Immunreaktionen unterscheidet man zwischen „Normergie“ (normale Abwehrreaktion), „Hyperergie“ (Überreaktion) und Immunität (keine Reaktion mehr, weil der Stoff neutralisiert wurde). Eine Allergie ist hier praktisch auf halbem Wege stehen geblieben, denn eine Immunität tritt niemals ein. Das Immunsystem befindet sich also ständig im Alarmzustand. Diesen zu beenden, statt nur die Symptome zu behandeln, sollte das Ziel sinnvoller Allergiebehandlung sein.

Im Berufsalltag büßen Allergiker 10 bis 30 Prozent ihrer Arbeitsleistung ein, bedingt durch Schlafmangel, Konzentrationsschwierigkeiten und (medikamentenbedingte) Müdigkeit. Schon dieser Umstand spricht für ein ursächliches Behandlungskonzept.

Die akuten Symptome einer Allergie reichen, die Schleimhäute betreffend, von tränenden Augen, einer laufenden Nase oder chronischem Husten bis hin zu Asthma und Atemnot. An der Haut zeigen sich Juckreiz, Nesselausschläge und Ekzeme, im Magen-Darmbereich treten bei Nahrungsmittelallergien die unterschiedlichsten Symptome auf: von Übelkeit und Erbrechen, über Durchfall, Sodbrennen oder Blähungen, bis hin zu Migräne, Muskelschmerzen (Fibromyalgie), Depressionen und chronischer Müdigkeit, für die man offiziell keine Ursache findet. Die stärkste allergische Reaktion ist ein anaphylaktischer Schock. Er entsteht durch die extreme Erweiterung der Blutgefäße und kann im schlimmsten Fall tödlich enden.

Akutsymptome treten bei so genannten Primärallergien auf, während insbesondere Nahrungsmittelallergien sich häufig in Form einer sekundären oder verzögerten Allergie erst Stunden bis Tage nach dem Allergenkontakt bemerkbar machen. Da Nahrungsmittelallergien sichtlich im Zunehmen begriffen und deren Symptome sich stark auf die seelische Befindlichkeit bzw. die Gehirnchemie auswirken können, sprechen Fachkreise hier auch von einer zerebralen Allergie.

Vorkommen und Häufigkeit von Allergien

Allergien sind zu einer Volkskrankheit geworden. Inzwischen gilt es als wissenschaftlich gesichert, dass allergische Erkrankungen in vergangenen Jahrzehnten in den industrialisierten Ländern zugenommen haben. Nach Schätzungen des Ärzteverbandes Deutscher Allergologen sind 24 - 32 Mio. Deutsche allergisch vorbelastet, haben 12 Mio. Menschen allergischen Schnupfen und leiden 4 Mio. an Bronchialasthma. Extrem hohe Allergieraten weisen westdeutsche Frauen im Alter von 30 bis 39 Jahren auf (62%).

Weltweit leiden bereits 300 Millionen Menschen an Asthma. In Europa stehen Allergien an erster Stelle der chronischen Krankheiten. Rund 35% der Personen im arbeitsfähigen Alter und jedes dritte Kind sind betroffen.[34]

Einige Allergien treten altersbedingt gehäuft auf. Das gilt z. B. für die Milch- und Hühnereiweiß-Allergie, von der häufig nicht oder kaum gestillte Kinder ab der Geburt bis zum fünften Lebensjahr betroffen sind (in diesem Fall ist auch große Vorsicht bei Impfungen geboten). Mit zunehmendem Alter scheint die Allergiebereitschaft geringer zu werden - wahrscheinlich aufgrund einer schwächeren Reaktion des Immunsystems. Es können aber jederzeit noch neue Allergien auftreten, und im Alter nehmen aufgrund von Verdauungsschwäche auch die Intoleranzen zu.[35]

Diagnostik und Behandlung von Allergien

Die konventionelle Allergiediagnostik erfolgt durch Hauttests (Prick- oder Scratch-Test), sowie eine Blutuntersuchung auf Antikörperbildung. Einer Kombination von beidem ist in jedem Fall anzuraten – schon deshalb, weil bei den üblichen Pflaster- und Provokationstests statistisch gesehen jeder zweite Test keine brauchbaren Ergebnisse erzielt. Dazu muss eine Familienanamnese des Patienten, sowie eine genaue Analyse der Lebens- und Essgewohnheiten (Rauchen, Umweltbelastung, Stress etc.) kommen. Daneben ist die Führung eines Allergie-Tagebuches durch den Betroffenen sinnvoll und nützlich.

Akute Allergien werden in der Regel mit speziellen Medikamenten, allen voran entzündungshemmende Antihistaminika und Kortisonverbindungen, behandelt. Sie beseitigen quälende Symptome und sind in Notfällen sicherlich angebracht. Dennoch muss das Ziel eine ursächliche Therapie sein.

Zur langfristigen Behandlung von Allergien wird konventionell die so genannte „Desensibilisierung“ angewandt. Sehr vielversprechend für diese spezifische Immuntherapie ist die „Gräsertablette“, durch die man sich eine langfristige Besserung der Beschwerden erhofft. Im Unterschied zu Placebo konnte nach Behandlung mit der Gräsertablette eine dauerhafte und hoch signifikante Reduktion sämtlicher Symptome an Nase und Augen beobachtet werden. Das zeigten bereits Studiendaten, die anlässlich des europäischen Allergiekongresses EAACI 2007 (European Academy of Allergology and Clinical Immunology) in Göteborg präsentiert wurden. Die Symptomreduktion umfasste Beschwerden wie Niesen, eine verstopfte, rinnende und juckende Nase sowie juckende

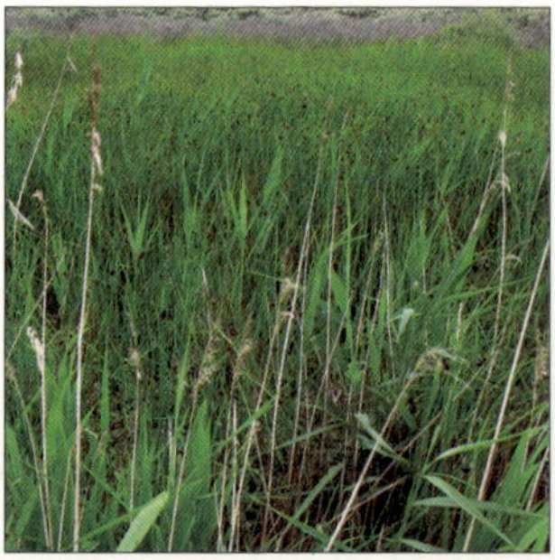

und wässrige Augen. Die revolutionäre Gräsertablette reduziert jedes einzelne dieser Symptome zwischen 22 und 24% stärker als die herkömmlichen symptomlindernden Medikamente (Antihistaminika, Kortisonpräparate).[36]

Obwohl die Gräsertablette bisher nur für die Behandlung von allergischem Heuschnupfen zugelassen ist (auch für Kinder ab 5 Jahren), zeigt die Studie auch bei Kindern mit Asthma eine signifikante Verbesserung ihrer Beschwerden. Asthmasymptome wie Keuchen, Husten, Kurzatmigkeit etc. konnten um 64 Prozent und die Anzahl der Tage mit Asthmasymptomen um mehr als zwei Drittel reduziert werden. Die Studienergebnisse zeigten außerdem, dass bei Einnahme der Gräsertablette weniger Kinder Asthmamedikamente benötigten als jene, die ausschließlich einer symptomatischen Therapie unterzogen wurden.

Vitalpilze bei Allergien

Neue Wege in der Behandlung von Heuschnupfen, Asthma und Neurodermitis

Wie bereits im vorhergehenden Kapitel ausführlicher erläutert, äußern sich Allergien z.B. in einer übersteigerten Reaktion unseres Immunsystems gegenüber Blütenpollen, Hausstaubmilben, Tierhaaren und Nahrungsmittelzusätzen. Die Symptome entstehen durch eine vermehrte Histaminausschüttung und zeigen sich selten nur an einem Organsystem. Zumindest bei chronischen Verläufen kommt es früher oder später auch zu Hauterscheinungen oder schwerwiegenden Beschwerden im Bereich der Atemwege.

Ursächlich ist fast immer auch die Schleimhaut des Verdauungstraktes betroffen. Entzündliche Veränderungen an der Darmschleimhaut durch Bakterien, andere Mikroorganismen oder durch Schadstoffe in der Nahrung führen zu einer erhöhten Durchlässigkeit der Darmwand. Das hat zur Folge, dass das Immunsystem mit Fremdstoffen überflutet wird und es zu überschießenden Abwehrreaktionen kommt. **Auch wenn keine Symptome im Verdauungstrakt auftreten, ist dies bei der Therapie zu berücksichtigen.** Erst dann ist gewährleistet, dass nicht nur Symptome, sondern Ursachen behandelt werden. Allergien können sich auch hinter unspezifischen Symptomen, wie z. B. Kopfschmerzen, Übelkeit, Durchfall, chronischer Müdigkeit, Unruhe/Nervosität, chronischer Bronchitis, chronischem Schnupfen, reduziertem Allgemeinzustand oder Depressionen verstecken .

Vitalpilze können dem durch Regulierung des Immunsystems entgegenwirken und so konventionelle Therapien (wie z.B. die Gräsertablette) unterstützen.

Der **Reishi** (siehe auch Seite 46) reduziert nachweislich die Histaminausschüttung und somit die allergischen Beschwerden. Außerdem hat er eine dem Kortison ähnliche Wirkung: Entzündungen an der Haut und an den Schleimhäuten werden gelindert. Reishi unterstützt auch die Lungen, die Leber und die Haut in ihrer Funktion. Durch seine ausgleichende Wirkung auf das vegetative Nervensystem werden Beschwerden, die sich unter Stress verschlechtern, reduziert. Dies ist vor allem auch bei Neurodermitis sehr hilfreich.

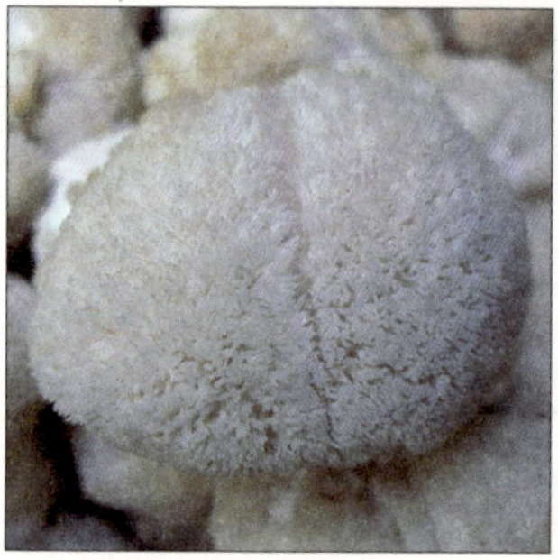

Hericium erinaceus

Der Pilz **Hericium** (Igelstachelbart) fördert den gesunden Aufbau der Darmschleimhaut bei Nahrungsmittelallergien oder Störungen der Darmflora. Er verhindert, dass Allergie auslösende Stoffe aus Nahrungsmitteln die Darmwand passieren können. Dieser Pilz kann daher bei allen Erscheinungsformen der Allergie als sinnvolles Basistherapeutikum eingesetzt werden.

Aufgrund ihrer perfekten Zusammensetzung wirken Vitalpilze auf die Selbstheilungskräfte des Körpers. Der Körper bekommt die Substanzen zugeführt, mit denen er die eigenen Regulationsmechanismen wieder in Gang setzen kann.

MSM - Hilfe bei Schmerz, Entzündung & Allergie

Methyl Sulfonyl Methan (MSM) ist die wichtigste Schwefelquelle, die uns die Natur zur Verfügung stellt. Untersuchungen und klinische Erfahrungen zeigen, dass MSM für viele Körperfunktionen eine wichtige Rolle spielt und bei einer Vielzahl von Erkrankungen therapeutisch wirksam ist.

Mit 150 Gramm im Körper eines erwachsenen Menschen ist MSM ein Mengenelement wie Calcium und Magnesium. Hinsichtlich etwaiger Risiken ist es praktisch genauso harmlos wie Wasser.

Seit nunmehr 30 Jahren wird MSM untersucht und angewandt. Man kann es als Lebenswerk von Prof. Stanley W. Jacob bezeichnen, der als Direktor einer Schmerzklinik in Portland, Oregon, über 18.000 Patienten mit chronischen Schmerzen behandelt hat. Seine aufsehenerregenden Schlussfolgerungen veröffentlichte er erstmals 1999 in seinem Buch: „The Miracle of MSM: The Natural Solution for Pain". Bei durchschnittlich 70% seiner Patienten ließen die Beschwerden durch die Einnahme von MSM deutlich nach oder verschwanden vollkommen.[37]

Besonders hilfreich ist MSM bei Schmerzen, die durch Entzündungen in den Gelenken hervorgerufen werden.[38] Es hilft aber auch bei entzündlichen Darmerkrankungen und lindert die allergischen Beschwerden bei Pollenbelastung. Da MSM auch Bestandteil der Produktion von Kollagen und Keratin ist, unterstützt es die Gesunderhaltung von Knorpel, Haut, Haaren und Nägeln.

MSM kommt in allen lebenden Organismen vor und ist Bestandteil unserer täglichen Nahrung. Da es leicht flüchtig ist, geht allerdings ein großer Teil bei der Verarbeitung und Lagerung unserer Lebensmittel verloren. Die chemische Formel für MSM ist CH3SO2CH3. Es ist ein nahezu geruchloses weißes, kristallines Pulver, das in Wasser oder Säften gut löslich ist. Aufgrund des bitteren Geschmacks werden jedoch bevorzugt MSM Kapseln eingenommen. MSM ist frei von Nebenwirkungen und kann auch bedenkenlos über längere Zeit in größeren Mengen eingenommen werden. Bei Schmerzen wird empfohlen vier Gramm täglich einzunehmen.

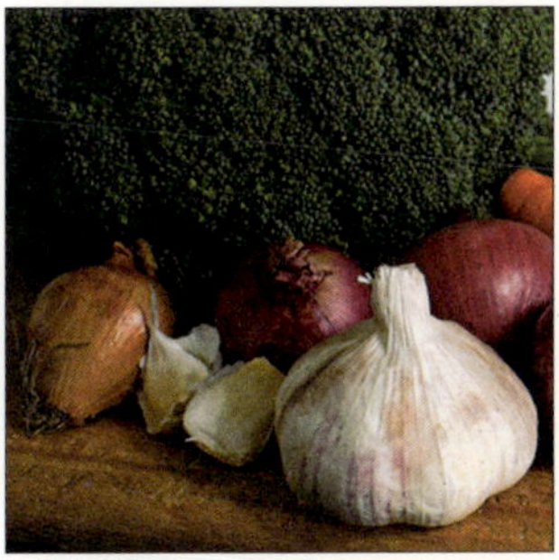

MSM kommt vor allem in Gemüsen vor. Für eine therapeutische Wirksamkeit müssen jedoch größere Mengen MSM eingenommen werden, was man nur über eine Nahrungsergänzung erreicht.

Organischer Schwefel ist in unserem Organismus von essentieller Bedeutung. Er ist Bestandteil der meisten Proteine wie zum Beispiel der Aminosäuren Methionin und Cystein. Damit ist er praktisch in jeder Körperzelle enthalten. Er wird auch benötigt, um Enzyme, Antikörper und Glutathion (ein wichtiges Antioxidans), Heparin (Hemmung der Blutgerinnung) und Insulin herzustellen.

In den Zellmembranen bilden Schwefelbrücken flexible Verbindungen zwischen der Zellwand und dem umliegenden Bindegewebe. Ein ausreichendes Angebot an MSM hält die Zellen elastisch und erhöht die Durchlässigkeit der Zellmembranen. So können Nährstoffe und Sauerstoff besser und schneller aufgenommen und die Stoffwechselschlacken gründlicher ausgeschieden werden. Dies ist besonders auch bei der Entgiftung (Alkohol, Tabakrauch, Luftschadstoffe, Schwermetalle, etc.) unseres Körpers wichtig. Viele Forscher halten MSM für eines der wirksamsten Entgiftungsmittel.

MSM verhindert bzw. behebt das Aneinanderkleben der Erythrozyten (Geldrollenbildung), so dass das Blut mehr Sauerstoff aufnehmen kann. Die gleichzeitige Steigerung der Durchlässigkeit der Zellmembranen durch MSM bewirkt, dass die Zellen diesen Sauerstoff auch aufnehmen und dadurch mehr Energie produzieren können. Zu beachten ist, dass MSM eine blutverdünnende Wirkung hat - eine Medikamentierung in diesem Bereich ist ggfs. anzupassen.[39]

Da MSM den Zinkbedarf erhöhen kann, ist bei einer längeren Einnahme von MSM die zusätzliche Gabe von 30mg Zink pro Tag sinnvoll (am besten abends auf leeren Magen einnehmen - nicht zusammen mit anderen Mineralien).

Eine Kombination von MSM mit Ester-C (siehe Seite 25) erhöht die Wirksamkeit von MSM!

Schwarzkümmelöl

Bereits seit mehr als 2.000 Jahren wird Schwarzkümmel im Orient als pfefferartiges Gewürz und Medizin verwendet. Auch heute noch streut man die schwarzen Samen, die im asiatischen Raum auch als „black onion seed" („schwarzer Zwiebelsamen") bezeichnet werden, ähnlich wie Sesam auf Fladenbrot.

Reines Schwarzkümmelöl wird in der Naturheilkunde und vermehrt in der evidenzbasierten Medizin als Heilmittel vor allem zur Linderung von Allergien, Neurodermitis, Psoriasis (Schuppenflechte), zur Regulierung des Immunsystems, gegen Asthma, in Begleitung von Chemotherapien zur Milderung der Nebenwirkungen, bei Verdauungsproblemen, Bluthochdruck sowie in der Tiermedizin verwendet. In der indischen Heilkunde gilt es als bevorzugtes Mittel zur Linderung von Schwangerschaftsbeschwerden.

Beste Qualität hat kaltgepresstes Bio-Öl aus ägyptischen Schwarzkümmelsamen, die im trocken-heißen Klima Oberägyptens auf sandigen Böden gereift sind (Al-Baraka-Qualität).

Untersuchungen der Inhaltsstoffe des Schwarzkümmelöls und ihrer Wirkungsweise bestätigen die jahrtausendealten Beobachtungen der stark antibakteriellen und antimykotischen Wirkungen. Außerdem wirkt es entzündlichen und allergischen Prozessen entgegen. Es wurde sogar ein bedeutender blutzuckersenkender Effekt festgestellt. Amerikanische Forscher haben auch den ersten wissenschaftlichen Bericht über die Anti-Tumorwirkung von Schwarzkümmelöl erstellt. Durch das Öl werden krankmachende Immunreaktionen unterbunden, welche Auslöser für viele chronische Krankheiten (von Akne über Heuschnupfen bis Krebs) sein können.

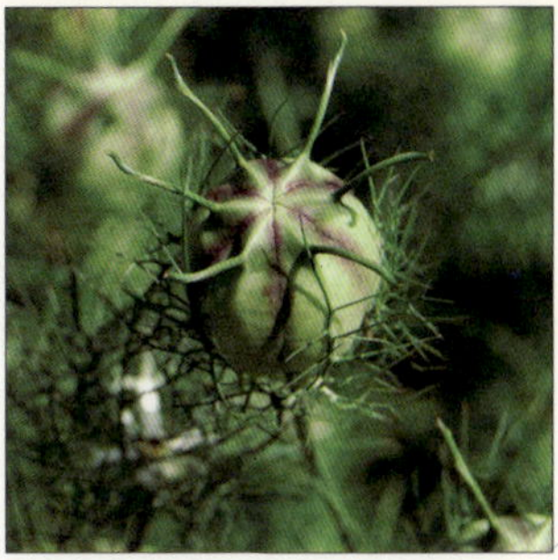

Der Echte Schwarzkümmel (Nigella sativa), oft nur Schwarzkümmel genannt, ist eine Pflanzenart der Familie der Hahnenfußgewächse. Er ist also nicht mit Kümmel und Kreuzkümmel verwandt.

Man weiß heute, daß bei allergischen (atopischen) Erkrankungen die Synthese der Prostaglandine PGE1 und PGE2 aus Gamma-Linolensäure und Arachidonsäure gestört ist, wobei hier ein Enzymdefekt vermutet wird. Die für einen Allergiker notwendige, vermehrte Zufuhr von mehrfach ungesättigten Fettsäuren ist mit der normalen Ernährung nicht möglich. Bei wissenschaftlichen Untersuchungen in Deutschland (Dr. med. Peter Schleicher, München) wurde die Wirkung von ägyptischem Schwarzkümmelöl an über 600 Personen getestet. In 70% der Fälle wird eine Ausheilung der allergischen Erkrankung (Stauballergie, Akne, Neurodermitis, Asthma, allgemeine Abwehrschwäche) bestätigt.

Schwarzkümmelöl wird als Nahrungsergänzung empfohlen. Es ist ausgezeichnet verträglich und daher auch für Kinder sehr gut geeignet. Es kann sogar zum Kochen verwendet werden. Schwarzkümmelöl sollte über einen Zeitraum von etwa 3 - 6 Monaten bei einer Dosierung von 2 x täglich 1 ml (= 20 Tropfen) reinem Schwarzkümmelöl eingenommen werden. Zu Beginn der Einnahme kann gelegentlich leichtes Aufstoßen auftreten, das aber nach längerer Einnahmedauer verschwindet. Es wird häufig über eine spürbare Besserung des Wohlbefindens bereits nach wenigen Tagen berichtet.[40]

Auch zur äußerlichen Anwendung ist Schwarzkümmelöl geeignet. Bei Hauterkrankungen wie Neurodermitis, Psoriasis aber auch bei Akne wird das reine Schwarzkümmelöl auf die Haut aufgetragen.

Spirulina - mit Calcium-Spirulan gegen Viren

Spirulina platensis werden als blaugrüne Mikroalgen bezeichnet, genau genommen gehören sie - wie Afa Algen - zur Familie der Cyanobakterien.

Anders als Meeresalgen enthält Spirulina als Süßwasseralge kein Jod.

Spirulina Algen bestehen zu etwa 60 Prozent aus hochwertigem Eiweiß. In den Proteinen sind alle essentiellen Aminosäuren enthalten. Außerdem sind unter anderem β-Karotin (Provitamin A), B-Vitamine und Vitamin K enthalten, sowie Mineralstoffe und Spurenelemente wie Calcium, Magnesium und reichlich Eisen. Nennenswert sind auch die Gehalte an hochwertigen Fettsäuren und Farbstoffen wie Chlorophyll und vor allem Phycocyanin. Spirulina zählt zu den basenbildenen Lebensmitteln.

Für das Wachstum von einem Kilogramm Spirulina-Biomasse wird 1,5 Kilogramm Kohlenstoffdioxid (CO2) verbraucht und ein Kilogramm Sauerstoff (O2) produziert. Damit wird das Klima positiv beeinflusst bei gleichzeitiger Produktion von hochwertiger Nahrung.

Spirulina kommt in der Natur in stark alkalischen Salzseen (pH-Wert zwischen 9 und 11) vor, sie besiedelt flache, subtropische bis tropische Gewässer mit hohem Salzgehalt, vor allem in Mittelamerika, Afrika und Australien. Kleine grüne Fladen, Dihe genannt, werden schon seit Urzeiten Soßen und Suppen beigemischt und helfen so dem Kanembu-Stamm am Tschad-See bei einer ausgewogenen Ernährung. Auch die Azteken ernteten Spirulina am mexikanischen Texcoco-See.

Anfang der Neunziger Jahre wurde in Japan in Spirulina platensis das dann so benannte Polysaccharid Calcium-Spirulan entdeckt.

Über die antivirale Wirkung von Spirulina

Beim Angriff von Viren auf die Zellen koppeln sie sich zuerst an die Zellmembran. Das Calcium-Spirulan in Spirulina verhindert eine Penetration der Viren durch die Zellmembran, womit eine Infektion verhindert wird. Der Virus bleibt stecken und kann sich nicht mehr replizieren.

Zu den medizinischen Wirkungen haben mittlerweile das französische Institut de Phytonutrition und das deutsche Institut IGV GmbH sechzehn internationale Studien verschiedenster Art registriert, die folgende Effekte des Spirulans beschreiben: [41]

- antiviral (Herpes, HIV)

- antitumoral

- blutgerinnungshemmend (anticoagulant)

- herzschützend (angioprotektiv)

Schwermetallvergiftung und -ausleitung

Schwermetallvergiftung ist ein relativ neues Thema. Fortschrittliche Ärzte sagen, dass Entgiftungsmedizin die Medizin der Zukunft sein wird. Sehr häufig kommt eine Vergiftung durch Quecksilber vor, die unter anderem durch Amalgamfüllungen entstehen kann. Doch selbst nach einer Amalgamentfernung ist man nicht frei von Quecksilber. Durch Ablagerung in Depots im ganzen Körper kann das Gift ein Leben lang wirken.

Quecksilber in Impfstoffen:

Folgt man den Empfehlungen der ständigen Impfkommisssion des Robert-Koch-Instituts, wird Säuglingen z.B. über das in den Impfstoffen enthaltene Thiomersal umgerechnet achtmal mehr Quecksilber verabreicht, als für Erwachsene nach WHO-Empfehlung zumutbar ist.

Amalgam besteht zu 50% aus Quecksilber. Der Rest setzt sich aus dem ebenfalls hochgiftigen Zinn, Kupfer und Silber zusammen. Amalgam ist kostengünstig und gut verarbeitbar. Aus diesem Grund hat sich dieser Füllstoff so weit verbreitet. Die Schwermetalle aus den Füllungen gelangen durch intensives Kauen, saure und heiße Speisen und über die galvanischen Ströme, welche durch verschiedene Metallfüllungen im Mund entstehen, in das Gewebe.

Am Anfang werden die Symptome einer Vergiftung von den meisten Menschen nicht registriert. Im Laufe der Zeit können sich die Beschwerden häufen, und es folgt der Weg zum Arzt. In vielen Fällen wird dann keine Ursache gefunden, und es bleibt meist beim Bekämpfen der Symptome.

Quecksilber und andere Schadstoffe können sich im gesamten Körper ablagern. Im Gewebe, in den Organen und auch im zentralen Nervensystem. Die Liste der Beschwerden, hervorgerufen durch abgelagerte Schwermetalle, ist lang: Allergien, chronische Müdigkeit, Depressionen, Gelenkschmerzen, Kopfschmerzen und diverse Zivilisationskrankheiten, sind da nur einige Beispiele.

Es gibt verschiedene Ausleitungsmethoden, von denen viele nicht funktionieren. Oft werden bei Patienten nach Amalgam-Sanierungen Blut- und Urinuntersuchungen durchgeführt. Wird dort kein Quecksilber nachgewiesen, schließt man daraus, dass der Körper frei davon ist. Fakt ist jedoch, dass sich Schwermetalle in Körperdepots ablagern und nicht so sehr in Körperflüssigkeiten auftreten. Es ist also notwendig, die Schadstoffe erst aus diesen Depots zu lösen und dann über die Ausscheidungsorgane auszuleiten.

Dr. med. Dietrich Klinghardt hat eine effektive Ausleitungsmethode entwickelt. Die abgelagerten Schwermetalle müssen erst mobilisiert und dann gebunden werden, um sie auch ausscheiden zu können. Das wird durch die Gabe von speziellen Algen erreicht. Klinghardt empfiehlt eine Kombination aus Chlorella Algen, Bärlauchtinktur und Koriandertinktur. Dr. med. Mutter in seinem sehr empfehlenswerten Buch: „Amalgam - Risiko für die Menschheit – Quecksilbervergiftungen richtig ausleiten", empfiehlt zusätzlich auch MSM (siehe Seite 57). Auch Baumessig-Fußpflaster (z.B. Mokusaku) wurden mittlerweile als unterstützende Maßnahme zur Entgiftung entdeckt.[42]

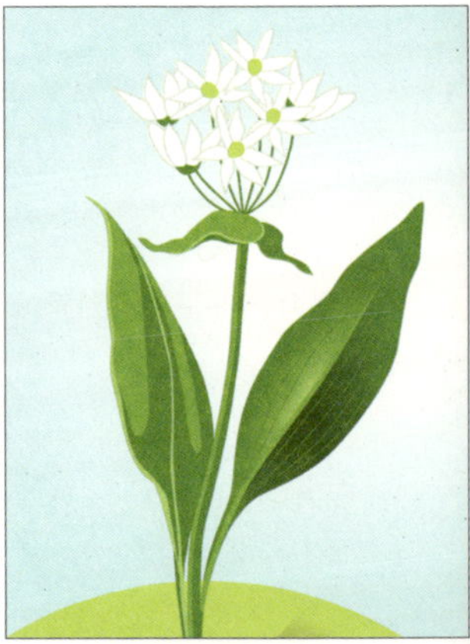

Zur Unterstützung bei der Schwermetallausleitung hat sich die flüssige Bärlauchwürze als alkoholischer Auszug aus frisch geernteten Bärlauchblättern bewährt.

Die Chlorella- wie auch die Afa-Alge haben die Eigenschaft, einerseits Schwermetalle im Gewebe zu mobilisieren und dann wie ein Schwamm aufzunehmen. Die so gebundenen Giftstoffe können dann vom Körper ausgeschieden werden. Dabei wird die Afa Alge immer dann eingesetzt, wenn Chlorella nicht gut vertragen wird, was hin und wieder vorkommt. AFA hilft durch ihren hohen Phycocyanin-Anteil (siehe Seite 35 und 36) zusätzlich das Immunsystem zu mobilisieren.

Bärlauch bindet mit seinen Schwefelgruppen die mobilisierten Schwermetalle und verhindert eine Wiederaufnahme der Schwermetalle in andere Körpergewebe.

Die Anwendung von Koriandertinktur stellt nach Dr. Klinghardt die einzige bekannte Methode dar, Gehirn und Nervengewebe von Quecksilber zu entgiften. Der Einsatz von Koriandertinktur erfolgt jedoch erst, nachdem die Schwermetalle aus dem Gewebe ausgeleitet sind.[43]

Unterstützend wirken dabei auch Mokusaku Vitalpflaster, die eine bessere Durchblutung und damit die Entgiftung anregen und Schadstoffe über die Füße ausleiten.

Metallfreie Zahnbehandlung

In einem sehr ansprechenden Aufsatz über „Metallfreie Zahnbehandlung" in Ausgabe 1/2005 der „Gesundheit durch Wissen" beschreibt der erfahrene Zahnarzt Dr. Hartmut Sauer aus Sigmaringen, wie die moderne Zahnheilkunde auf die gesundheitsbelastenden Metallwerkstoffe (Amalgam, Gold/Palladium-Legierungen, Titan) durch den Einsatz von Zirkoniumdioxidkeramik verzichten kann.[44]

Nun ist Zirkon auch ein unedles Schwermetall, jedoch Zirkoniumoxid ein hochstabiles Salz. Unter den keramischen Werkstoffen ist Zirkoniumdioxidkeramik (oft auch Zirkon bzw. Zirkonoxidkeramik genannt) sicherlich das Verträglichste.

Der langjährig mich betreuende Zahnarzt riet mir aufgrund meines starken Bisses für einen geplanten Ersatz von 30 Jahre alten Goldkronen von Zirkon ab (er selbst habe es schon zweimal kaputtgebissen) und empfahl mir das palladiumfreie Bio Degulor-M, die hochwertigste und „verträglichste" Goldkrone.

Natürlich macht ein Zahnersatz nur Sinn, wenn er auch haltbar ist. Ich habe deshab Dr. med. dent. Hartmut Sauer befragt, der seit vielen Jahren Erfahrung mit der Verwendung von Zirkon gemacht hat.

Dr. Sauer zu meiner Frage nach der Stabilität von Zirkondioxidkeramik:

„Ich verwende sie seit Jahren und habe gemischte Erfahrungen damit. Grundsätzlich empfehle ich Ihnen sog. gehippte und gefräste Keramik (absolut stabil) und weniger solche aus sogenannten Grünlingen (nicht so stabil). Grundsätzlich rate ich Ihnen von InCeram-Keramik ab (hohe Misserfogsquote). Mit der erstgenannten (gefrästen) Keramik können Sie Ihre Zähne sorglos machen lassen. Die hält. Ich lasse die Keramiken sehr häufig energetisch testen und habe mit Zirkon sehr selten Unverträglichkeiten. **Fragen Sie bitte Ihren Zahnarzt oder in einem Dentallabor nach gefräster Zirkonkeramik.“**

Im Zusammenhang mit der Zahnbehandlung ist es außerordentlich wichtig, dass auch alle Zahnherde entdeckt und beseitigt werden, denn sie sind oft Ursache von chronischen Erkrankungen, organischen und psychischen Beschwerden. Da die Schulmedizin diese Zusammenhänge noch nicht anerkennt, sind nicht alle Zahnärzte in der Lage, die hierfür nötigen Röntgenbilder in der richtigen Weise zu erstellen und vor allem - zu lesen! Es macht Sinn (z.B. auch bei unklarer Röntgendiagnose), hier zusätzlich die Meridiandiagnostik einzusetzen. Eine Beschreibung hierzu ist auf der Seite: www.ganzheitliche-zahnmedizin.com des Zahnarztes Thorsten Hüttermann aus Oberhausen zu finden, einem weiteren Fachmann im Bereich ganzheitlicher und biologischer Zahnmedizin.

Die metallfreie Zahnbehandlung hat nicht nur den Vorteil der besseren Verträglichkeit - sie ist auch wesentlich ästhetischer, schonender für Zähne und Zahnfleisch und von vergleichbarer Stabilität und Haltbarkeit.

Dr. Sauer empfiehlt Zirkondioxidkeramik für Einlagefüllungen an Stelle von Amalgam oder Kunststoff, für Wurzelstifte, zur Stabilisierung wurzelbehandelter Zähne, für Teilkronen, Kronen, Brücken oder Verblendschalen („Veneers“) und als Implantate.

Bei Verwendung von Kunststoffen, z.B. für Prothesen, rät er zu den Thermoplasten (z.B. POLYAN), da diese wesentlich risikoärmer und besser verträglich sind als die herkömmlichen Prothesenkunststoffe. Aus ihnen können auch zahnfarbene Klammern (statt der üblichen Stahlklammern) zur Befestigung an den Restzähnen hergestellt werden.

Als Befestigungsmaterialien rät Dr. Sauer lediglich, für Einlagefüllungen und Veneers aus Stabilitätsgründen Kunststoffzemente zu verwenden. Diese sollten vorab getestet werden. Kronen und Brücken können problemlos und dauerhaft mit „normalen“ Zementen befestigt werden.

Amalgam – schädlicher als bisher angenommen

Wie in einer Studie der Universität Freiburg veröffentlicht wurde, ist Amalgam schädlicher, als bislang angenommen. Vor allem während der Schwangerschaft sei die Quecksilberbelastung ein Risikofaktor für das Kind: Freiburger Forscher vermuten hier einen Zusammenhang mit kindlichen Entwicklungsstörungen und Autismus.

Viele andere Studien bestätigen zudem den negativen Einfluss von Amalgam auf die Gesundheit - selbst dann, wenn die Grenzwerte eingehalten werden. So zeige eine weitere Freiburger Forschungsarbeit auch, dass die Entwicklung von Alzheimer bei empfindlichen Menschen durch die Quecksilberbelastung begünstigt werde. Studien, in denen Amalgam als sicher eingestuft wird, seien methodisch meist fehlerhaft und erstreckten sich in manchen Fällen über einen zu kurzen Beobachtungszeitraum.

Dabei sind Amalgamfüllungen eine der Hauptquellen für die Quecksilberbelastung im menschlichen Organismus. Denn bei Studien an Leichen zeigte sich: Amalgamträger hatten eine zehnmal höhere Quecksilbermenge in verschiedenen Organen wie Niere, Schilddrüse, Leber und Gehirn. Amalgam kann deshalb „weder medizinisch, arbeitsmedizinisch noch ökologisch als sicheres Zahnfüllungsmaterial angesehen werden", erklärten Franz Daschner vom Freiburger Universitätsklinikum und seine Kollegen.

Die Forschungsergebnisse aus Freiburg haben maßgeblich dazu beigetragen, die Anwendung von Quecksilber in der EU drastisch zu reduzieren:

So ist nach Entscheidung des Umweltministeriums in Schweden seit dem 1.6.2009 der Gebrauch von Quecksilber generell verboten. Das Verbot bedeutet, dass der Gebrauch von Amalgam in Zahnfüllungen eingestellt wird und dass quecksilberhaltige Produkte nicht mehr in Schweden vermarktet werden dürfen.

Seit 2008 ist der Einsatz von Amalgam als Zahnfüllmaterial in Norwegen und Dänemark verboten. Im Februar 2009 einigten sich die Umweltminister der Vereinten Nationen bei ihrem Treffen in Nairobi darauf, ab spätestens 2013 weltweit kein Quecksilber mehr zu verwenden, da es ein tödliches Gift ist.

Ausleitungsanleitung für Quecksilber

Wichtige Anmerkung: Diese Anleitung soll beispielhaft zeigen, wie eine Ausleitung durchgeführt werden kann und worauf man dabei achten muß. In diesem Sinne ist diese Anleitung daher eher für das Fachpublikum gedacht. Im Einzelfall sollte immer kinesiologisch getestet werden, welches Mittel für den Patienten das Richtige ist und welche Menge er davon einnehmen sollte.

Für die Ausleitung des Qecksilbers (und auch anderer Schwermetalle) aus den Zellen ist es wichtig, zunächst das Bindegewebe von den Schwermetalleinlagerungen zu befreien. Hierdurch kommt es zu einer Sogwirkung auf die Speicherorgane, und die Blut-Hirnschranke bleibt geschlossen. Dieser Punkt ist entscheidend für den Erfolg der Entgiftungskur. Also immer erst das Gewebe entgiften und danach erst die Zellen!

Gewebsentgiftung mit Bärlauchtinktur:

Bärlauchtinktur (Bärlauchwürze) wird zur Lockerung des Quecksilbers aus den Depots benutzt und wirkt in Gefäßen und Nieren.

1 Monat (mindestens 2 Wochen):

1) 1 x täglich 10 Tropfen Bärlauchwürze

   dazu gleichzeitig

2) 3 x täglich 2g Algen (8 AFA Algen Presslinge á 250mg oder 10 Bio Chlorella Presslinge á 200mg)

3) 1x täglich 1 Kapsel (1000mg) MSM

4) 1 x täglich eine 30 mg Zink-Tablette abends auf leeren Magen

Am 9. und 10. Tag: die doppelte Algenmenge, um die im Darm jetzt reichlich auftretenden Quecksilbermengen aufzufangen zur Ausscheidung mit dem Stuhl.

Am 11. und 12.Tag: Ausleitungs- und Algenpause.

Unterstützend können während der gesamten Kur Vital-Fußpflaster (Mokusaku) eingesetzt werden. Die Fußpflaster entlasten die Verdauungsorgane und die Nieren.

Zellentgiftung mit Koriandertinktur

Die Ausleitung von Quecksilber aus den Zellen mit der Koriandertinktur (Korianderwürze) sollte erst nach vierwöchiger Gewebsausleitung erfolgen, damit sich nicht zu viel Quecksilber im Gewebe ansammelt und so kein Konzentrationsgefälle zustande kommt.

Das Quecksilber ist an den Ionenkanälchen der Zellen fest gebunden (an Stelle des Calciums) und wird lt. Dr. Klinghardt nur durch die aromatischen Inhaltsstoffe der Korianderwürze gelöst. Als Reaktion auf die Entgiftung kann in einigen Fällen Hüsteln (bis zum Hustenanfall), Schweißausbruch oder Kopfschmerzen eintreten.[45]

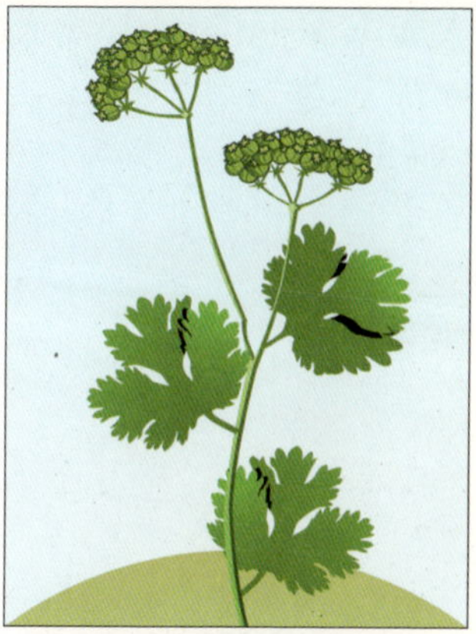

Die Zellentgiftung erfolgt am wirkungsvollsten mit einem Extrakt aus den Korianderfrüchten.[46]

4 Tage:

1) 1 -3 x täglich 4 Tropfen der Korianderwürze*

dazu gleichzeitig

2) 3x täglich 1g Algen (4 Afa Algen-Presslinge à 250mg oder 5 Bio Chlorella Tabletten á 200mg)

dann 10 Tage:

1) 1x täglich 10 Tropfen Bärlauchwürze*

2) 3 x täglich 2g Algen (8 AFA Algen Presslinge á 250mg oder 10 Bio Chlorella Presslinge á 200mg)

3) 1x täglich 1 Kapsel (1000mg) MSM sowie eine 30 mg Zink-Tablette abends auf leeren Magen

4) täglich 500ml Bio Kokoswasser pur (Seite 69)

Diesen Wechsel von Bärlauchwürze und Korianderwürze für zwei bis drei Monate durchführen und als Schaukeltherapie mit 4-6 Wochen Pause solange wiederholen, bis Beschwerdefreiheit** erreicht ist.

---

*Bärlauchwürze und Korianderwürze sollen nicht zusammen an einem Tag verabreicht werden.

**Bei auftretenden Beschwerden (Hautveränderungen, Blähungen, Müdigkeit, Schlaflosigkeit, Kopfschmerzen, Grippeanflug etc.) soll die Algen-Dosis um das Doppelte erhöht werden, bis die Beschwerden verschwunden sind, was in der Regel sofort der Fall ist. Hilfreich ist hier auch der zusätzliche Einsatz der Vitalpflaster.

Amalgamausleitung mit Kokoswasser

nach Dr. H. Friedrich[47]

Als vollwertiges Nahrungsmittel hat sich auch Kokoswasser zur Unterstützung bei der Amalgamausleitung bewährt.

Bevor die Kokosnuss Fleisch angesetzt hat, enthält sie eine klare, wässrige und wohlriechende Flüssigkeit, die noch weniger Fett enthält, als die spätere Kokosmilch: Kokoswasser. Es ist in der Lage, mit seinen Fettsäuren Quecksilber (Hg) **aus dem Fettgewebe** herauszulösen.

Kokoswasser hat auch Einfluss auf den Natrium-Kalium- Austausch der Zellen. Hier bewirkt es eine Aktivierung der Zellreinigung, indem es das in den Zellen eingelagerte Quecksilber wieder ausleitet. Damit wird einer Nervenzelldegeneration vorgebeugt.

Kokoswasser hat, nach Angaben der ayurvedischen Medizin, unter anderem eine blutverdünnende, infarktprophylaktische Wirkung. Gleichzeitig wirkt es diuretisch und reinigt die Nieren, bis hin zur Auflösung von Nierensteinen.

Eine Studie der Universität Innsbruck ergab, dass Testpersonen, die Kokoswasser zu sich nahmen, zunehmend aktiver und selbstsicherer wurden. Sie waren auch besser gestimmt und weniger leicht reizbar als zuvor.

Besonders auffällig war der Anstieg der Leistungsfähigkeit der Testpersonen, was vermutlich direkt mit dem Mineralstoffspiegel in Zusammenhang steht. Die Wissenschaftler stellten bei den Testpersonen zudem einen deutlichen Rückgang von Harnsäure fest, was wohl auf die Aktivierung der Zellreinigung von toxischen Substanzen durch Kokoswasser zurückzuführen ist.

Die Studie zeigt, dass Kokoswasser einen wichtigen Beitrag zur Entschlackung des Körpers und zur Behebung der Übersäuerung leistet. In naturbelassener Form ist es nicht nur ein qualitativ hochwertiges Nahrungsmittel, sondern eignet sich auch hervorragend für moderne Fasten- und Regenerationstherapien sowie als isotonisches Getränk für Sportler.[48]

Pharmatollhaus Deutschland

Der Beitrag der modernen Schulmedizin mit ihren Arzneien zur Förderung und Aufrechterhaltung unserer Gesundheit ist unbestreitbar. In den letzten 10-15 Jahren wird jedoch auch immer deutlicher, dass die zunehmende Medikamentenflut nicht mehr vorrangig den Patienten dient.

Wirklich innovative Produkte werden immer seltener, und gleichzeitig steigt die Zahl unnötiger und sogar gesundheitsschädlicher Medikamente. Der Aufwand, den die Pharmaindustrie betreibt, um Ihre Produkte zu verkaufen, ist enorm. Der Löwenanteil der Gewinne, das ist jährlich ein zweistelliger Milliardenbetrag, fließt in das Marketing - das Ergebnis unter dem Strich ist katastrophal:

30 000 Arzneimitteltote pro Jahr in Deutschland (lt. Professor Dr. med. Jürgen C. Fröhlich vom Institut für Klinische Pharmakologie an der Medizinischen Hochschule Hannover).

500.000 Todesfälle durch Herz-Kreislauf-Erkrankungen, von denen wahrscheinlich 100.000 hätten verhindert werden können, wenn die Patienten nicht die falschen Arzneimittel bekommen hätten (Deutsche Medizinische Wochenschrift).

Zwei Millionen Menschen in den USA erleiden schwere Nebenwirkungen nach der Einnahme von Medikamenten. 100.000 Patienten sterben daran. Demnach sind schwere Arzneimittelfolgen die vierthäufigste Todesursache in den USA - dicht nach Krebs, Herzleiden und Schlaganfall. (Nature, Bd. 446, S.975, 2007).

Rund eine Million Menschen werden pro Jahr wegen Nebenwirkungen von Medikamenten in Krankenhäuser eingeliefert - die Hälfte der Patienten in akuter Lebensgefahr. Sie haben schädliche, falsche oder zu viele Medikamente eingenommen. Das Tragische daran ist, dass die Hälfte dieser unerwünschten Arzneimittelwirkungen vermeidbar wären.

Nach Lucian Leape, Professor für Gesundheitspolitik an der Universität Harvard, hat man im Krankenhaus ein Risiko von 1 zu 200, eine schwere oder gar tödliche Komplikation durch Medikamente zu erfahren (im Gegensatz zu einem Risiko von 1 zu 2.000.000, wenn man ein Flugzeug besteigt).

38.000 Tonnen Medikamente im Wert von 2 Milliarden Euro müssen Jahr für Jahr entsorgt werden. Egal ob die Beseitigung über Hausmüll, Kanalisation oder Verbrennungsanlagen erfolgt - die Belastung der Umwelt ist erheblich.

Wie der Sachverständigenrat für Umweltfragen (SRU) 2007 feststellte, werden jährlich etwa 38.000 Tonnen nicht mehr benötigter Arzneimittel aus Apotheken und Krankenhäusern vernichtet, und nach einer Schätzung des Bayerischen Landesamts für Umwelt von 2006 wandern pro Jahr aus Privathaushalten, die mit etwa 85 Prozent den Hauptanteil gegenüber Kliniken und Pflegeheimen stellen, bis zu 30.000 Tonnen nicht mehr benötigter Arzneimittel in den Müll. Jeder dritte Patient bricht innerhalb von 10 Tagen die Einnahme seiner Medikamente ab.

Die Arzneimittel-Ausgaben sind in Deutschland 2009 um 4,8 Prozent auf 32,4 Milliarden Euro gestiegen.

Milliardensubventionen für die Pharmabranche: In Deutschland sind patentgeschützte Arzneimittel und Generika 30 bis mehrere Hundert Prozent teurer als in anderen europäischen Ländern. So sank zwar der Preis für das Omeprazol-Generikum Omep zur Hemmung von Magensäure in Deutschland im April 2011 auf einen Schlag von 60 auf 43 Euro – in Schweden kostet es aber nur 9 Euro.

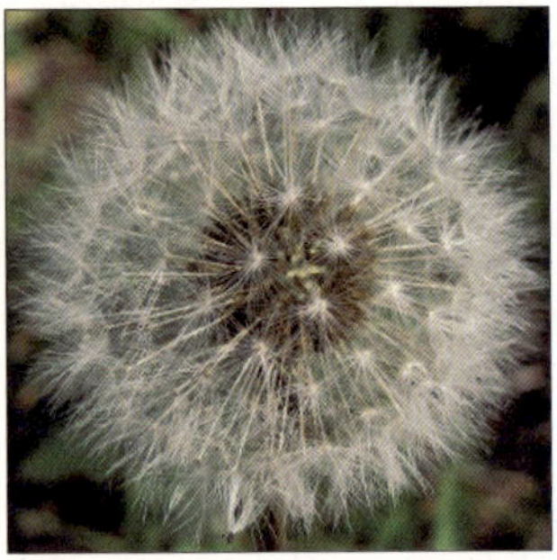

Überflüssige, nicht ausreichend gesicherte und sogar gefährliche Impfungen, wie zum Beispiel die gegen Gebärmutterhalskrebs, kosten in Deutschland zweieinhalbmal soviel wie in anderen Ländern.

Mehr als 1000 Selbsthilfegruppen sind in Deutschland von der Pharmazie nicht nur unterwandert, sonder auch finanziert und damit gesteuert.

Die Diagnose ist unstrittig, und sie gibt wenig Anlass zur Hoffnung: Das deutsche Gesundheitswesen, einst das Mekka der Medizin und jahrzehntelang von Experten im In- und Ausland als vorbildlich gepriesen, ist enorm überteuert und gleichzeitig unglaublich ineffizient. Im Ergebnis produziert es inzwischen mehr Kranke als Gesunde, und das Gesundheitswesen ist auf dem besten Wege unbezahlbar zu werden.[49]

Schlussworte

Die wichtigste Schlussfolgerung aus der Beschäftigung mit dem Thema Gesunderhaltung ist für mich letztlich immer die, dass wir die Verantwortung für unsere persönliche Gesundheit nur selbst übernehmen können. Selbstverständlich gehört dazu eine gesunde Ernährung mit möglichst vielen frischen Grundnahrungsmitteln, ausreichend Bewegung (nach Möglichkeit in der Natur), gesunder Schlaf und das Pflegen guter sozialer Kontakte.

Natürlich macht es nach wie vor Sinn, bei einer ernsthaften Erkrankung einen Arzt aufzusuchen, **vorbeugend können wir jedoch eine Menge selbst tun**! Und auch bei einer schulmedizinischen Therapie gibt es etliche Maßnahmen aus der Apotheke der Natur, die komplementärmedizinisch sinnvoll sein können.

Es ist mein Anliegen, Ihnen mit diesem Buch einen Leitfaden an die Hand zu geben, denn die Angebote auf dem Gebiet der Nahrungsergänzungen sind unüberschaubar geworden. Es soll Ihnen helfen bei Ihrer Entscheidungsfindung für Ihren persönlichen Gesunderhaltungs- oder Gesundungsplan.

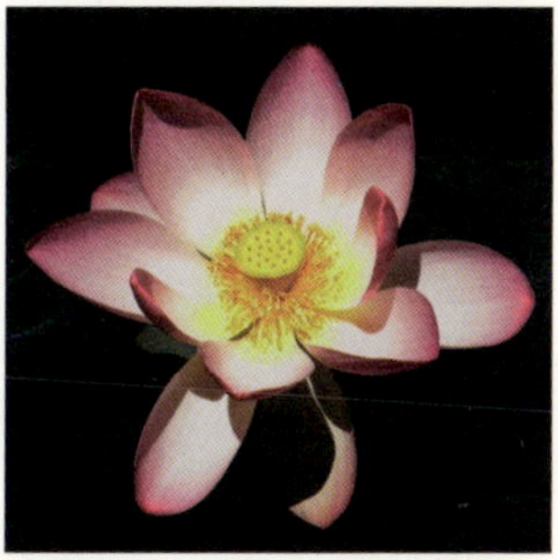

In der Volksheilkunde gilt die Seerose als Heilmittel bei Unruhe und Angst.

Einen großen Anteil an dem Leid, dass wir erfahren, hat in unserer heutigen Zeit der Stress, dessen äußere Ursachen vielfältig sein können. Oft genug machen wir uns jedoch auch selbst unbewußt das Leben schwer. Wesentlich spielen dabei unsere inneren Muster eine Rolle. Diese haben ihre Ursache in unseren Kindheitserfahrungen, in unserer Erziehung und Sozialisation. Bitte vergessen Sie daher nie:
Sie sind der wichtigste Mensch in Ihrem Leben!

Mir persönlich hilft es, verbindliche Termine mit mir selbst zu machen, die ich nutze, um mir meines Körpers bewusst zu werden, meine Füße, meine Hände, meinen ganzen Körper zu spüren, bewusst zu atmen und etwas von dem zuzulassen, was in diesem Augenblick gerade Wirklichkeit ist. Die eigentliche Kunst dabei ist, diesen Terminen mit mir selbst die gleiche liebevolle Aufmerksamkeit entgegenzubringen, wie den Terminen mit Freunden oder Familie.

In diesem Sinne wünsche ich Ihnen eine allzeit gute Gesundheit und ein glückliches Leben.

Robert Schneider

Stichwortverzeichnis

Literaturverzeichnis und Quellenangaben **(Bücher in Fettdruck)**

1) Verordnung über Nahrungsergänzungsmittel, Bundesministerium für Ernährung, Landwirtschaft und Verbraucherschutz
2) **„Biophotonen - Neue Horizonte in der Medizin“,** Fritz Albert Popp (Haug)
3) Wikipedia mit den Stichworten: Vitamine, Mineralstoffe, Fettsäuren, Aminosäuren, Sekundäre Pflanzenstoffe, Conenzym Q10, L-Carnitin, Balaststoffe, Vitamin-D, Calcium, Folsäure, Jod, Eisen, Vitamin-C, OPC, Glykämischer Index, Insulin Index, Xylitol
4) vgl. Nationale Verzehrsstudie II - Wie sich Verbraucher in Deutschland ernähren, Bundesministerium für Ernährung, Landwirtschaft und Verbraucherschutz
5) vgl. „Brainfood Omega-3-DHA jetzt auch für Vegetarier!“ auf: www.ganzheitliche-gesundheit.info
6) vgl. „Der Blumenkohl ist ausgelaugt“ - Artikel vom 18.4.08 in den Aachener Nachrichten, der sich auf die Veröffentlichung einer Studie der Agrar-Universität Wageningen in „De Telegraaf“ beruft.
7) http://www.fair-fish.ch/wissen/fang
8) **„Krebszellen mögen keine Sonne“**, Prof. Dr. med. Jörg Spitz und W. Grant, Ph.D.
9) www.netzwerk-osteoporose.de
10) **„Sango Meeres Korallen“** - Nahrungsergänzung aus dem Ozean - Der Schlüssel für einen ausgeglichenen Säure-Basen-Haushalt, Dr. Reinhard Danne, (Hans-Nietsch-Verlag)
11) „Die dunkle Seite des Vitamin C“ von Elke Boderas am 19.8.09 in Welt-Online
12) „Randomized Trials of Antioxidant Supplementation for Cancer Prevention“ von Peter H. Gann „JAMA“(9.Dezember, DOI: 10.1001/jama.2008.863)
13) vgl. „Abnehmen, besser schlafen und länger leben mit Dinner Cancelling - Verzicht aufs Abendessen“ auf www.ganzheitliche-gesundheit.info
14) S. H. Holt, et al: An insulin index of foods, The insulin demand generated by 1000-kJ portions of common foods. In: The American journal of clinical nutrition 66
15) Anmerk.: Bisher gibt es kaum Veröffentlichungen hierzu. Eine Tabelle mit einem Vergleich von GI und Insulin-Index ist hier zu finden: www.mendosa.com/insulin_index.htm
16)**„Natürlich einmachen mit Stevia“**, Brigitte Speck, Fona Verlag / **„Stevia – sündhaft süß und urgesund“**, B. Simonsohn, Windpferd Verlag
17) **„Das Kokos Buch“**, Peter Königs, (VAK-Verlag)
18) **„Kristall-Salz“** - Ein Königsweg zu Gesundheit und Energie, H. Krüger, Arkana
19) **„Blaugrüne Algen - Supernahrung für Körper und Geist“**, Christian Salvesen (fit fürs Leben Verlag) und **„Miracle Superfood - Wild Blue Green Algae“,** Gillian McKeith, Ph.D.
20) Chlorophyll and Chlorophyllin, June 2009, Victoria J. Drake, Ph.D., Linus Pauling Institute, Oregon State University
21) „Blue-Green Algae as an Immuno-Enhancer and Biomodulator“, Gitte S. Jensen, PhD, Christian Drapeau , MS, The Journal of the American Nutraceutical Association, Vol 3, No.4, 2001
22) Dr. Gitte S. Jensen „Der Verzehr von Aphanizomenon flos-aquae hat rasche Auswirkungen auf die Zirkulation und die Funktion der Immunzellen beim Menschen“ – Surgical Research Labs, Royal Victoria Hospital, Montreal, Canada
23) „The use of in situ bone marrow stem cells for the treatment of various degenerative diseases“ Gitte S. Jensen, PhD, Christian Drapeau, MS, Holger NIS Inc., Port Dover, Ontario, Canada; Desert Lake Technologies, Klamath Falls, Oregon 97601, USA
24) vgl. **„Handbuch Nähr- & Vitalstoffe“**, Dieter Henrichs (Constantia-Verlag)
25) **„Probiotika, Präbiotika und Synbiotika“**, Stephan C. Bischoff (Thieme Verlag)
26) vgl. www.intercell-pharma.de/probiotika.phtml

27) vgl. „Effektive Milieusanierung mit Rechtsmilchsäure“ die Wirkungen auf Darm, Herz und Haut, sowie in der adjuvanten Krebstherapie & „Warburgs-Hypothese nun endlich bewiesen! - Der Tumorstoffwechsel ist ein Gärungsstoffwechsel!“, Dr. Oliver Ploss
28) „Moderne Praxis bewährter Regulationstherapien“, Dr. Oliver Ploss, Haug
29) **„Damit müssen Sie jetzt leben! NEIN Danke!“**, Teamdruck GmbH
30) **„Das Sieben-Kräuter-Erbe von Bertrand Heidelberger“,** Günter A. Ulmer
31) „Manuka honey as a medicine“, P. C. Molan, University of Waikato, Hamilton, New Zealand
32) **„Die Heilkraft der Pilze“** - Gesund durch Mykotherapie, Prof. Dr. Jan Lelley (Econ & List)
33) **„Das Anti-Krebs Buch“**, David Servan-Schreiber (Goldmann-Verlag)
34) Deutscher Allergie- und Asthmabund e.V. - www.daab.de
35) **„Besser leben mit Milchallergie und Laktoseintoleranz“**, Dr. G. Feyerer (Oesch-Verlag)
36) Grass allergen tablet immunotherapy relieves individual seasonal eye and nasal symptoms, including nasal blockage. Stephen R. Durham, Bente Riis, Allergy 2007
37) „The Miracle of MSM: The Natural Solution for Pain“, Stanley W. Jacob, PhD, Lawrence, Zucker, G.P. Putnams Sons, New York, 1999.
38) Lawrence RM: MSM (Methylsulfonylmethane) a Double Blind Study of Its Use in Degenerative Arthritis. U.C.L.A. School of Medicine, Los Angeles, CA
39) **„MSM - eine Super Substanz der Natur; Hilfe bei Schmerz, Entzündung und Allergie“**, Frank Liebke (VAK-Verlag)
40) **„Natürlich heilen mit Schwarzkümmel“**, Dr. med. P. Schleicher, südwest-Verlag
41) Ein natürliches sulfatiertes Polysaccharid - Calcium Spirulan: Beurteilung der Aktivität gegen das Herpes simplex Virus und das Humane Imunschwäche Virus (HIV) in vitro und ex vivo, Kyoko Hayashi, Toshimitsu Hayashi und Ichiro Kojima
42) **„Amalgam - Risiko für die Menschheit** – Quecksilbervergiftungen richtig ausleiten“, Dr. med. Joachim Mutter (fit für´s Leben Verlag)
43) „Amalgam und die Folgen“, Dr. med. Hildegard Schreiber, (www.ganzheitliche-gesundheit.info/index.php?main=koerper&sub=amalgam_und_die_folgen)
44) „Metallfreie Zahnbehandlung“, Dr. med Hartmut Sauer, („Gesundheit durch Wissen“ 1/2005)
45) „Amalgamsanierung - aber richtig“, Dr. med. dent. K.-H. Graf (Praxis & Wissenschaft 3/2000)
46) „Amalgamsanierung - Ein aktueller Stand“, Dr. med dent. Hugo Schloßer (Praxis der Ganzheitlichen Zahnmedizin 5/2000)
47) „Amalgamausleitung mit Kokoswasser“ nach Dr. H. Friedrich, Auszug aus der Veröffentlichung anlässlich der Tagung zur Humantoxikologie von Amalgam der Umweltakademie Freiburg am 22.11.1997
48) vgl. „Gesundheitsfördernder Durstlöscher aus den Tropen - Kokoswasser“, Dr. Antoni Martins (Medizin & Rätsel - Das Gesundheitsmagazin)
49) vgl. „Pharma Tollhaus Deutschland“- Arzneien und Pharmamarketing als Gefahrenmoment für das eigene Überleben, Dr. Ingfried Hobert, April 2011 www.world-in-action.de/component/content/article/1-aktuelle-nachrichten/501-pharma-tollhaus-deutschland-.html
50) vgl. http://www.nexus-magazin.de/artikel/lesen/xylitol-die-suesse-rettung
51) „Die Wirkungen von Regulat Metabolic“, U. Erbacher, unveröffentlichte Praxisstudie, November 2011 (Kontaktdaten über den Verfasser)

Bezugsquellen und Links

Die in diesem Buch angesprochenen Produkte
erhalten Sie z.B. bei folgenden Anbietern:

Deutschland:

Informationsbüro für Essential Foods
Flensburger Straße 59, 42107 Wuppertal
Tel.: +49 (0) 202 3098851 - Fax: +49 (0) 202 3098852
service@essential-foods.com
www.essential-foods.com (liefert alle angesprochenen Produkte)

Govinda Natur GmbH
Feckweilerhaide 2, 55765 Birkenfeld
Tel.: +49 (0) 6782 1096730 Fax:+49 (0) 6782 1096799
info@govindanatur.de
www.govindanatur.de (liefert Algen-DHA, Afa Algen, Spirulina, Trockenfrüchte)

NATURIA Gesundheitsprodukte, Ina Gutsch
Margaretenstraße 11, 12203 Berlin-Steglitz
Tel.: +49 (0) 30 83226510
gutsch@thuja.de
www.thuja.de (liefert Algen-DHA)

ALKAMURA, Alexandra Müller
Obertal 37, 79271 St. Peter
Tel.: +49 (0) 7660 920029
alkamura@gmx.de
www.alkamura.de (liefert Algen-DHA)

Österreich:

Informationsbüro Für Essential Foods
Reuchlinstraße 5, 4020 Linz
Tel.: +43 (0) 732 946859 - Fax: +43 (0) 732 942890
office@essential-foods.at
www.essential-foods.at (liefert alle angesprochenen Produkte)

Schweiz:

fit in minutes
Lifestyle- & Bodycoaching
Tanja Binggeli
Buchenrain 67, 8704 Herrliberg
Tel.: +41 (0) 79 6742478
tb@fitinminutes.ch
www.essential-foods.ch (liefert alle angesprochenen Produkte)

Italien:

Gertrud Knapp, Dipl. Ernährungstrainerin
Taufererstraße 6, 39032 Mühlen in Taufers
Tel.:. +39 (0) 349 46 23 649
info@gsunt.com
www.gsunt.com (liefert alle angesprochenen Produkte)

Weitere Infos zu den Themen Körper, Geist, Seele, Umwelt finden Sie auf:
www.ganzheitliche-gesundheit.info